杏苑三代传承录

何迎春　主编

U0273747

全国百佳图书出版单位

中国中医药出版社

·北 京·

图书在版编目（CIP）数据

杏苑三代传承录／何迎春主编．—北京：中国中
医药出版社，2021．7
ISBN 978-7-5132-7004-5

Ⅰ．①杏… Ⅱ．①何… Ⅲ．①中医临床—
经验—中国—现代 Ⅳ．①R249．7

中国版本图书馆 CIP 数据核字（2021）第 102559 号

中国中医药出版社出版

北京经济技术开发区科创十三街 31 号院二区 8 号楼
邮政编码 100176
传真 010-64405721
保定市中画美凯印刷有限公司印刷
各地新华书店经销

开本 880×1230 1/32 印张 7.75 彩插 0.5 字数 188 千字
2021 年 7 月第 1 版 2021 年 7 月第 1 次印刷
书号 ISBN 978-7-5132-7004-5

定价 39.00 元
网址 www.cptcm.com

服 务 热 线 010-64405720
购 书 热 线 010-89535836
维 权 打 假 010-64405753

微信服务号 zgzyycbs
微商城网址 https：//kdt.im/LIdUGr
官 方 微 博 http：//e.weibo.com/cptcm
天猫旗舰店网址 https：//zgzyycbs.tmall.com

如有印装质量问题请与本社出版部调换（010-64405510）

楼珊珊（余杭区第五人民医院）

惠　扬（杭州市中医院）

朱微珍（温州市中西医结合医院）

赵玲玉（余杭区第五人民医院）

林　沁（余杭区第三人民医院径山分院）

方　菁（淳安县中医院）

孙建宇（杭州市中医院）

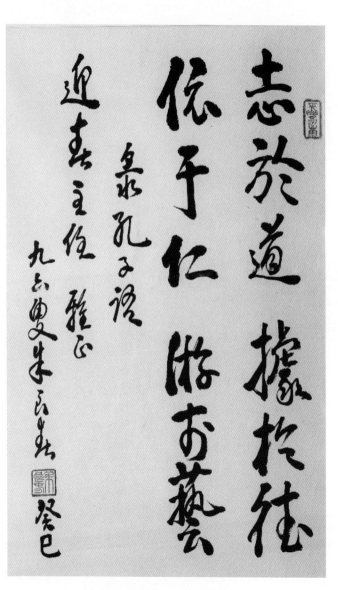

志於道 據於德
依于仁 游於藝

录孔子語

迎春主任雅正

九六叟朱良春

癸巳

朱良春老师留给本书主编的赠言

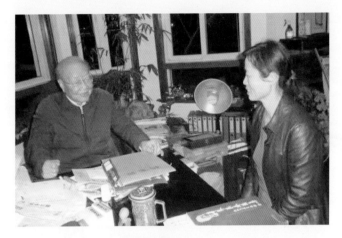

本书主编向朱良春老师（左）请教问题

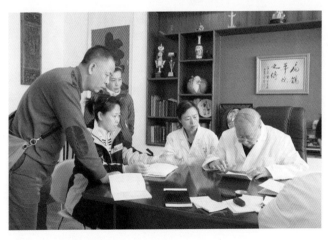

本书主编跟师朱良春老师（右一）门诊抄方

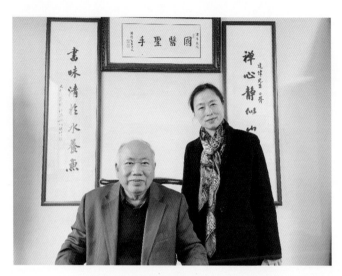

本书主编与连建伟老师（左）合影

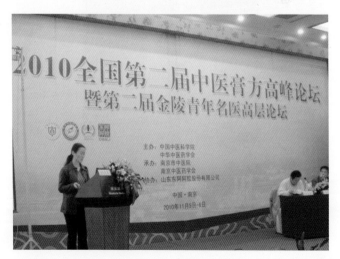

本书主编参加全国学术讲座

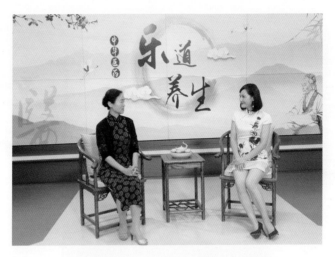

本书主编（左）在电视台做健康养生节目

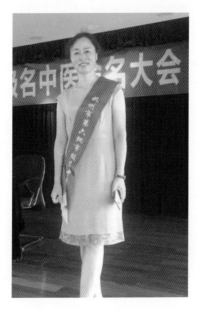

本书主编获得杭州市名中医称号

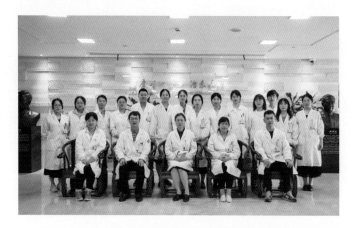

本书主编（前排居中）和学生们在一起

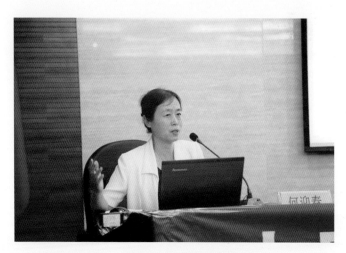

本书主编给学生讲课

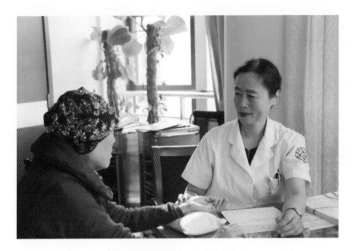

本书主编（右）为患者诊治

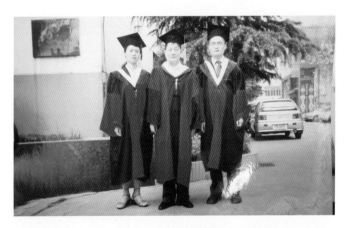

本书主编（左）与导师陈绍宏教授（中）、师弟郭建文（右）

范　序

　　中医药学具有系统的理论体系、独特的诊疗方法和显著的临床疗效，为中华民族的繁衍昌盛和促进人类的健康发挥了重要作用。在数千年的发展史上，中医药之所以长盛不衰，靠的是一代代中医人接力传承，不断创新，使之发扬光大。杭州市中医院的何迎春医生就是这样的一位中医人。

　　何迎春医生有着丰富的学医、行医经历，她本科就读于甘肃中医药大学，硕士学业在西安医科大学完成，博士研究生毕业于成都中医药大学。从医40年来，坚守大医之道，勤于学习，善于总结，积累了丰富的临床经验，形成了独特的诊疗方法，善用经方治疗时行病、慢性病和各种疑难杂症，尤以失眠、疲劳综合征、慢性咳嗽、过敏性鼻炎、慢性胃炎、更年期综合征、肿瘤术后调理、亚健康人群的治疗以及膏方调理见长。现在已是主任中医师，杭州市名中医，浙江中医药大学硕士生导师，杭州师范大学健康管理博士生导师，浙江省中青年名中医指导老师，首届国医大师朱良春学术继承人，第二批全国优秀中医临床研修人才，中华中医药学会脑病分会常务委员，浙江省中医药学会脑病分会、老年病学分会副主任委员，杭州市中医药协会老年病分会主任委员。

　　《杏林三代传承录》是何迎春医生秉承传承创新的理念，带领她的团队在继承传统疗法的基础上不断挖掘，在融合西医学中不断创新，所撰写的一部学术专著。全书分为三个篇章，第一篇章总结了何迎春医生跟师学习的心得体会，其中包括跟师首届国医大师朱良春先生、国医名师连建伟教授、杨少山主任中医师，以及求学期间的博士研究生导师、全国名中医陈绍宏教授，硕士研究生导师、陕西省名中医邱根全教授的成果。第二篇章阐述了何迎春医生从医 40 年的学术思想与临证经验。前者包括序贯疗法治疗疲劳综合征，从舌象辨治失眠、顾护后天脾胃等；后者介绍用药特点、用方经验以及临床案例。第三篇章记录了何迎春医生 20 多位学生对作者临床经验的总结，包括老年慢性泄泻、胸痹、耳鸣、黄褐斑、疲劳综合征、肾结石等，应用经方柴胡加龙骨牡蛎汤治疗疑难杂症、三仁汤治疗妇科疾病、升阳散火汤治疗阴火、桃红四物汤治疗黄褐斑、五苓散合五皮饮应用等。

　　全书理论紧密联系实际，立意深刻，显示出作者对中医药学研究范式和传承途径的深入理解。既坚持继承和创新相结合，反映了保持和发挥中医药特色及优势，运用现代科学技术，促进中医药理论和实践发展所做的努力；又遵循中医药人才成长规律，体现现代教育方式和传统教育方式相结合的中医药人才培养特点；也是对整理名老中医经验方式与路径的有益尝试。

　　因为学会工作的关系，我与何迎春医生有过多次交流。我觉得何迎春医生不仅医术精湛，学验俱丰，而且为人做事都很务实。《杏林三代传承录》付梓之前，她邀我为序，我为她取得的成绩所感动，故匆忙之中，有感而发，写了上述，权为祝贺，是为序。

范承升

庚子冬月　于浙江中医药大学

（首届全国名中医，973 项目首席科学家，浙江省中医药学会会长，浙江中医药大学原校长）

连 序

本人第一次见到何迎春是在 2009 年秋天，她作为第二批全国优秀临床中医研修人才来向我拜师学习，此后每周六上午到杭州广慈中医门诊部跟我抄方，如此持续了近一年。此后虽然见面较少，但是每每在我去各种学术会议讲座时总会看到她来听课，课后交流一会儿，倍感亲切。

何迎春 2004 年于成都中医药大学博士毕业后来到杭州市中医院工作，迄今已近 20 年。此前她在甘肃省张掖市人民医院从事中医临床工作已有 10 余年，来到杭州后考入第二批全国优秀中医临床研修人才，此期间除了跟我学习外，还拜师向首届国医大师朱良春先生学习。迎春现已成长为杭州市名中医、浙江省中青年名中医指导老师、杭州市中医院主任中医师。

近日，迎春持其所作《杏林三代传承录》请我作序，虽然身体有病、力不从心，但仍欣然允诺为之作序。

迎春步入医学殿堂迄今已有 40 载，从求学、从医到迁杭，一路走来，实属不易。1983 年参加工作 10 余年后考入西安医科大学攻读硕士研究生，毕业后回原单位工作 1 年后再次求学，到成都中医药大学攻读博士研究生，此期间跟师各科专家（妇科刘敏如、儿科胡天成、皮肤科钟以泽、眼科廖品正等全国知名大家），而后来杭工作至今。她为人低调、做事踏实，无论是求学、从医都是锲而不舍、孜孜不倦。

迎春在继承前人经验的基础上，不断学习、反复实践，形成了自己独特的诊治思路和方法，比如她倡导的"从舌象辨治失眠"，将错综复杂的失眠辨证及临床表现概括为观察舌苔即可处方用药，而且疗效尚佳；她首创应用序贯疗法治疗慢性疲劳综合征、从脾论治认知功能障碍并创立健脾填精方用于轻度认知功能障碍的治疗，而且完成了浙江省自然科学基金等多项相关课题并结题得奖，诸多成绩无不为中医传承创新尽了自己应有的责任。

迎春在注重临床、不断积累的基础上，将自己的经验毫无保留地传授给学生，相继培养了 20 多位研究生以及 40 多位中医规范化培训或者师带徒学员，他们都在各自的临床岗位上发挥着重要的作用，同时也在不断总结老师的经验，撰写相关论文并发表，对传播中医文化起到了承前启后、薪火相传的作用。

《杏林三代传承录》遵循朱良春老先生倡导的"知识不带走、经验不保守"的理念，分三个篇章记载了朱良春、陈绍宏、杨少山、邱根全等老一辈中医大家的临床经验，阐述了何迎春的学术思想、临床经验，同时记载了下一代中医人对前辈中医的学习体会、临证感悟。

我为中医事业后继有人、薪火相传而深感欣慰，故乐而为之序。

连建伟

于杭州无我斋

2020 年 12 月 30 日

（浙江省首批国医名师、浙江中医药大学原副校长，现任中国哲学史学会中医哲学委员会副会长、浙江省文史研究馆馆员）

前言

不少人问我："你为什么学中医？"

不少时候我也会自问："我是一个好中医吗？"

这两个问题伴随我左右，走过了40年的求学及行医之路。直到今天捉笔要写这本书的时候，我突然发现，答案其实早已真诚欢喜地呈现在我面前。

其一，信念源于实效，中医对老百姓是有用的，从事中医以来，我从未想过改行易辙。

其二，从少年事中医始，诸位尊师和前辈授受"仁术"与"大爱"的心法，一点点在我灵魂深处扎根、生长，救死扶伤成为我毕生追求。我想，我是对医德、医技有追求的人。

我先后就读于甘肃省中医学院、西安医科大学、成都中医药大学，在四川省人民医院、华西医科大学实验室也留下了我青年时期实践中医的足迹。2008年我作为国家中医药管理局"第二批全国优秀临床中医研修人才"，受训于国医大师朱良春、国医名师连建伟、杨少山主任中医师，临证学习3年。

有一次，朱良春老师问正在抄方的我："'落得打'别名是不是'积雪草'？"我回答了老师。老师又问："你们医院肾内科比较有名气，他们治疗慢性肾病有哪些特殊用药？"我回答老师的同时，得到启示：探索学问的道路上，要如同老师一般，不论具有何等声望，也要保持孜孜不倦、精益求精的治学精神，"守正出新，法古创今"应该是我们中医几千年传承的不二法门。

跟随连建伟老师期间，他是每周6个半天门诊，每半天的门诊有六七十个病人，又常常由于病人多还需加号，下午三四点才能结束。有一次老师突然晕厥，血压高达180/110mmHg，含服降压药后稍稍好转。看着有一些远道而来的病人，老师又开始问诊。在老师身上，我看见了"见小曰明，守柔曰强，用其光，复归其强"的国医风范！

跟随杨少山老师在杭州市坐诊时，杨老已年近九十了，因高血压、冠心病时不时需住院调养，杨老每周出门诊三次，从不间断。回家翻阅患者病历、查阅资料。再次出诊时，会为我们讲解诊疗思路、用药体会。后来，在我从医及授徒过程中，也始终要求自己和学生们如同杨老一样，对医学保持恭敬心，愿意和患者感同身受，每一病例都融入深度思考，以丰富的知识、广阔的思路，铺就从容的解决应对方案。我经常想，大师们的功力有时是在医学之外的。

回首过往，我无数次受益于诸位师长的有形医术以及不言之教，使得我在杏林总是有足够的信心和耐力精进探索，从而得到学术的无穷受益。2008年我受聘为浙江中医药大学教授、硕士生导师，培养硕士研究生20余人。2016年我成为杭州师范大学健康管理学院博士生导师。2019年我主动带教中医学术传承人3名。不论是指导学生做课题、写论文、上临床，还是化解生命前行中的困惑，我都会将自己所学，将那些格物致知的感受分享给学生们。我和他们一起践行着好中医的准则：好中医要有敬业精神、好中医要有强烈的求知欲、好中医要善于总结经验、好中医要有紧迫感，医、教、研三位一体，实现中医事业良性循环。如此，中华医学才能继续散发它的智慧光芒，才能预见复兴及昌盛的未来。

　　因此，我将杏林采撷到的一些珍宝加以提炼和总结，集结成《杏苑三代传承录》一书。这本书镌录各位尊师发掘、保护、传承、复兴中医学筚路蓝缕的实践，包含一些名家名方之医案；涵盖我40年来的学术思想，积累我在多学科领域的临床验方；更有部分学生的实践升华。我和尊师及学生们讨论后，认为中医药要真正肩负起"打开中华文明宝库的钥匙"这一历史使命，应该大力整合中医药学资源，丰富世界医学事业、推进生命科学研究，将其毫无保留地呈现给大家，供他人后学参考借鉴。

　　本书即将付梓，我特别感谢浙江中医药大学范永升教授欣然为我作序，感谢我的恩师连建伟老师在百忙中悉心修改并作序，感谢所有为此书付出辛劳的学生们。本书是我们三代传承的经验总结，因自己的学理学养所限，所述难免偏颇，纰漏在所难免，不妥欠雅处，恳请诸位提出宝贵意见，以利我们不断修正、完善。

何迎春于杭州市中医院

2021 年 2 月

目录

上篇

▼

先贤引领篇

第一章
国医大师朱良春

第一节 名医简介

我的老师朱良春先生（1917—2015），以过人的才智、渊博的学问，为时所称道。他在中医领域辛勤耕耘，不断超越自我，取得了令人瞩目的成就。

先生为江苏丹徒人，后迁居南通。1935年，先生赴江苏武进孟河学医，师事马慧卿先生。作为我国首批国医大师之一，先生师承一代名医、孟河医派传人、丁甘仁入室弟子章次公先生，继承孟河前辈不拘一格、广采众长的治学精神，治疗内科杂病，能不执一家之见，兼采金元以来各家之长，又尽力避免其片面性，善于结合西医学研究结果，"发皇古义，融会新知"，以其独到的辨证思路和精当的用药绝技以及超越前人的老药新用经验，名驰南北，蜚声海外。

先生对虫类药潜心研究，数十年来，在应用虫类药方面积累了丰富的经验，以其治疗恶性肿瘤、风湿病以及各类疑难杂症而风靡全球。

上至《本经》，下逮诸家，凡有关虫类药的史料，靡不细心搜罗，然后结合药物基原、药理药化和实践效果，辨伪存真，以广其用。其所撰写的《虫类药的应用》一书，一版再版，畅销海内外，深得好评。

先生在治疗顽痹方面独树一帜。众所周知，顽痹一证包括西医学所谓的风湿、类风湿关节炎、结缔组织病等，久治不愈者甚众，颇为棘手。先生认为，精血交损，肝肾亏虚，久病入络。治宜益肾壮督、蠲痹通络，创制"益肾蠲痹丸"治疗类风湿关节炎、骨质增生、强直性脊柱炎等，收效较著。此丸汇集了七味虫类药，在他应用虫类药制定的新方中颇具代表性。先生还创制"复肝丸""夺痰定惊散""仙桔散""益肾化痰补肾汤"等方用于治疗慢性肝炎、早期肝硬化、乙型脑炎、慢性肾病等顽疾。

先生主要学术著作有《虫类药的应用》《章次公医案》《医学微言》《朱良春用药经验集》《朱良春医集》《朱良春全集》《中国百年百名中医临床家丛书：朱良春》《现代中医临床新选》（日文版，合著）等几十部，发表学术论文 200余篇。

本人有幸于 2008 年 3 月至 2011 年 2 月随先生临证将近三年，其间对老师有了更加深入的了解。先生胸襟博大，视野开阔，治学兼收并蓄。先生在学术上颇多建树，他在斟酌古今、融会贯通的基础上，敢于提出自己的见解。

先生带教学生认真负责，对待患者一丝不苟，探索学问精益求精，甚至不耻下问。记得有一次遇到一位肾功能不全的病人，需要用中药"落得打"，他问我"落得打"别名是不是"积雪草"，你们医院肾内科比较有名气，他们治疗慢性肾病有哪些特殊用药？

先生对待病人无微不至，记得有一次，他向我打听一个杭州的肿瘤患者近期情况如何？因为这个病人在他那里诊病开方三个多月，后来有一个多月没有去南通了，他非常挂念。类似例子不胜枚举。真可谓"菩萨心肠，神仙手眼"。

总之，先生在治学、诊病、传承、创新等方面均精益求精。先生所示的读书方法、临证心法，以及在深邃的传统文化背景下的哲理思辨，为中医发展和创新提供了借鉴。

第二节　学术思想

一、朱良春"见痰休治痰"临床经验

朱老应用"见痰休治痰"理论治疗痰证有其独到的见解，现从他治疗顽痹、咳喘、失眠、癫痫、肌痿入手，阐述大师对"见痰休治痰"理论的具体应用。

（一）顽痹多因痰瘀起

顽痹是因风寒湿久羁，或因劳累损伤、肌肉骨骼失去精血充养，经气痹阻所致，可见皮肤肌肉麻木不仁、疼痛酸困等症状，严重者可见肢体痿废不用，其病名首见于《诸病源候论·风痹诸候》。朱师认为，顽痹有类风湿关节炎、风湿性关节炎、强直性脊柱炎、痛风、骨质增生及坐骨神经痛等顽疾。"肿胀"是痰、湿、瘀交阻不消，化痰祛湿并用能提高疗效，肿胀早期除常用苍术、黄柏对药外，尤喜用防己、土茯苓为对，对肿、胀、痛因关节积液久不除者，每用泽兰、泽泻为对，一以活血祛瘀见长，一以利水渗湿化痰功胜，活血利水，相得相助，屡收佳效。肿胀中后期朱师除南星、白芥子配对和虫类对药之外，常选用刘寄奴、苏木为对以助肿胀的速消。"僵直拘挛"乃痹证晚期之见症，不仅痛胀加剧，且功能严重障碍，生活不能自理，朱师在细辨阴阳、气血、虚实、寒热之

偏颇后，常用山羊角、露蜂房为对，蛩螂虫、水蛭为对以清热止痛，缓解僵挛。肢节拘挛较甚者选蕲蛇、穿山甲为对，疗效确切。此外，还喜用青风藤、海风藤为对，与鸡血藤、忍冬藤对药同用，以助养血通络、舒挛缓痛。对伴见肌肉萎缩者，均重用生黄芪、生白术为对，熟地黄、露蜂房为对，并用蕲蛇粉，收效颇佳。当然，以上对药均需辨证选用上述之益肾壮督养血培本之药对，始可标本同治。对长期使用激素且用量较大的患者，常呈阴虚火旺痰热征象，如面部烘热，烦躁易怒，夜寐不安，易汗出，口干舌绛红等，朱师常重用生地黄、知母为对和玄参、甘草为对相助而收佳效。激素减量后，出现精神不振、纳呆、呕恶或怯冷、便溏、阳痿、溲频等脾肾阳虚、痰湿内壅之症时，常用熟地黄、附子为对，合用淫羊藿、仙茅，并选补骨脂、露蜂房为对，以温经化痰、通络止痛。治"痛风"尿酸性关节炎，属代谢障碍性关节病，朱师均从辨病角度加土茯苓、萆薢为对，对降低血尿酸有特效。治增生性关节炎、关节软骨退行性病变，抑制骨质增生，延缓关节软骨退变，加用骨碎补、鹿衔草"对药"有显效，又拟附子、白芍为对；此外治颈椎病加南星、半夏为对，葛根、片姜黄为对，全蝎、蜈蚣为对，均为辨病使用对药的经验，具有搜风祛痰之功。治肩周炎，宣痹定痛用川乌、延胡索为对，蜈蚣、全蝎为对，徐长卿、片姜黄为对亦为辨病通用的药对。

总之，朱师认为痹证多由痰凝瘀阻经络所致，治疗多以温通经络、搜风止痛为主，虽未直接应用化痰药，却达到了化痰、通经、止痛的目的。

（二）咳痰多宜辨证医

朱师在总结前人用药经验基础上，结合自己多年临床经验，归纳了诸多对药用于治疗咳喘病，收效颇丰。他常用治肺心病宣肺祛痰之对药，有炙麻黄、苦杏仁为对，以降气化痰，宣肺平喘；紫苏子、葶苈子为对，一以温肺下气以开痰，一以泻肺定喘以行水，对肺水肿者，颇为合拍；桃仁、冬瓜仁为对，一以化痰血凝瘀，一以清肺热以化痰浊；旋覆花、代赭石为对，以降逆宣中，通络祛痰，降痰涩黏阻气管有特效；远志、酸枣仁为对或酸枣仁、磁石为对，以镇静强心并化痰；百部、橘红为对；车前草、甘草为对，以利水排痰并镇咳；发热加金银花、白薇以清透；痰稠黄加黄芩、鱼腥草以清化；痰黏不利加浙贝母、南沙参以清润；支气管痉挛加地龙、玉蝴蝶以解痉；痰涩壅厥危象时，加鲜竹沥或猴枣散以解急；心气不足，虚气上逆，时时欲脱者加人参，蛤蚧尾或黑锡丹平逆以缓急；阳虚汗出发冷加附子、干姜以回阳；痰涩壅盛，闭结不通，内热口渴加礞石滚痰丸以泻痰通腑。朱师自拟定喘散，对心源性喘息症状缓解后的善后巩固疗效较为理想，药用：人参、蛤蚧、北沙参、五味子、麦冬、橘红、紫河车，共研粉末备用，对增强体质、控制复发颇有效验。

总之，朱师治疗咳喘病用药相当灵活，充分体现了中医辨证与西医辨病相结合的原则，不只是单纯化痰，而且临床疗效甚佳，值得借鉴。

（三）失眠乃由痰热生

朱师认为失眠多由胆虚痰热或者湿热内蕴而致，临床常以"甘麦芪仙磁石汤"治之，药用：甘草、淮小麦、炙黄芪、淫羊藿、五味子、磁石、枸杞子、丹参、远志、茯苓，加蝉蜕。此方治疗顽固失眠虚多实少，脾肾两虚或心脾两虚或痰火扰心之失眠，似西医学所谓之神经衰弱，夜难入寐，或多梦易惊，或彻夜不眠之症，疗效颇为满意。朱师治痰热内蕴，或郁怒后不寐，症见郁郁不舒，虚烦惊悸，口苦呕涎，或触事易惊，梦寐不详，或短气悸乏，自汗肢肿，饮食无味，心虚烦闷，坐卧不安等。此乃胆虚痰热或者湿热内蕴不寐为其一；胆寒虚烦，心胆虚怯不寐为其二；气郁生痰，痰气相搏发为不寐为其三。朱师均以温胆汤加味治之，前者温胆汤加龙胆草，每收佳效，能提高疗效。次者用温胆汤加钩藤、葛根、紫苏叶、龙骨、牡蛎，散敛升降，临床疗效满意。后者施治，朱师均拟温胆汤加龙骨、生牡蛎，疗效颇为满意。

由上看出，朱师治疗失眠多从痰热入手，分为虚实两端，虚则健脾利湿、养血安神，实则清胆泻火、解郁安神，适当加入重镇安神之品，虽未直接化痰，却达到了理想的祛痰安神的目的。

（四）癫痫多因痰作祟

朱师认为，癫痫可选"顺气导痰汤"加减，自拟"加减顺气导痰汤"，药用：制半夏、陈皮、茯苓、白矾、郁金、石菖蒲、陈胆星、制香附、炒枳壳。病久心脾两虚者，选"养心汤"加减。抓住痰、气、郁治疗癫证乃是朱师活用张景岳治癫之法，所拟"加减顺气导痰汤"是仿前贤之法而不拘泥其方，历年来，朱师用此方愈癫疾者甚众。朱师擅用虫类药。20世纪80年代初，自拟"涤痰定痫丸"由炙全蝎、炙蜈蚣、炙僵蚕、广地龙、陈胆星、川石斛、天麻、青礞石、天竺黄、炒白芥子、化橘红、石菖蒲组成，共粉碎，水泛为丸，临床治愈者甚多。

总之，朱师治疗癫痫多在辨证基础上加入了虫类搜风豁痰之品，而且多以丸散剂为主，并嘱其长期服用，疗效奇特。此法虽未直言化痰，但却达到了治疗目的。

（五）肢体痿废缘痰生

肢体痿废多由肝肾亏虚、经脉失养所致，临床多以补益肝肾、濡养经脉入手治之。朱师喜用张锡纯之振颓汤（丸）加减治疗肢体痿废，痰浊壅塞经络，血脉闭阻的偏枯证，药用：红参、炒白术、当归、杜仲、淫羊藿、巴戟肉、淡苁蓉、制乳香、制马钱子、制附子、炮山甲、鹿茸、蜈蚣、乌梅肉，共粉碎制蜜丸。

实践证明，虚证阳痿因于阳虚者少，因于阴虚者多，朱师一扫时医将"阳痿"和"阳虚"混为一谈之偏见，集温肝、暖脾、滋阴、补肾、壮阳，多法于一炉，于20世纪70年代自拟"蜘蜂丸"，由花蜘蛛、炙蜂房、熟地黄、紫河车、淫羊藿、淡苁蓉组成。此方有返本还原之功，疗效卓著。

综上所述，痰为病之标，而非病之本，欲清其流，必先澄其源。痰之源不一，或由外感，或由内伤，有因热而生者，有因寒而生者，有因风而生者，有因惊而生者，有积饮而生者，有多食而生者，有因暑而生者，有因生冷物而生者，有饮酒而生者，有因郁而生者，有因虚而生者，而虚者尤多。因而痰有热痰、寒痰、风痰、湿痰、燥痰、酒痰、郁痰、惊痰、老痰、食积痰、虚痰等之异。在治疗上，应遵循中医八纲辨证而治之，表者宣之，里者化之，寒者宜温，热者宜清，虚者补益，实者攻逐，若虚实夹杂、表里同病、寒热互见则应分别主次轻重以治之。如喻嘉言主张"治病必先识病，识病然后议药"，反对见痰治痰，不分寒热虚实而一概疗以辛燥之剂。

总之，国医大师朱良春应用健脾化瘀、搜风通络、温阳利水等方法，治疗类风湿关节炎、癫痫、失眠、哮喘等疾病，虽未用单纯的化痰之法，但却达到了治痰的目的，实属"见痰休治痰"之典范。因此，如何"随证辨治"以提高临床疗效是我们今后应当努力的课题之一。

二、朱良春"治未病"思想在痹病临床中应用

朱师认为痹病患者多因正气不足，外邪乘虚而入，导致脏腑内伤、阴阳失调、气血不和，乃引发痹痛，其病邪除风、寒、湿、热外，还兼病理产物痰和瘀，朱老将"辨证施治"与"治未病"的理论体系巧妙结合，从"未病先防、既病防变、瘥后防复"的角度出发，对痹病的各个环节进行干预性治疗。

"痹"首见于《素问·痹论》，"风寒湿三气杂至"。此为痹病发生之关键，其病因病机、症状及治疗亦有阐述，后世医家在此基础上又做了详尽的补充和增减，如《华氏中藏经·论痹》云"莫非《内经》之精义要旨，而又时时补其所未备"，并增加了暑热的病因因素，最早提出"热痹"的名称。目前，临床上对痹病的治疗尚无明确有效的方法，故"治未病"比"治已病"更为重要，更能减轻患者的疼痛和医疗负担。

（一）未病先防

"未病先防"是预防疾病的突出表现，即在未发病之前采取各种有效措施，做好预防工作，以防止疾病的发生。

《灵枢·本神》曰"故智者养生也，必顺四时而适寒暑"，强调了顺应自然变化趋利避害的重要性。生活中，在寒暑之时应减少外出，注重关节处的保养，以防风寒湿邪的入侵。《寿世保元》曰："人知饮食所以养生，不知饮食失调亦以害生。"

痹病的发生与饮食不当亦密切相关，如酸性食物摄入过多，易导致体内酸碱度值一过性偏高，消耗体内的钙、镁而加重骨质增生；过咸食物摄入过多，则使体内钠离子增多而加重病情；辛辣油腻摄入过多，导致脂肪在体内氧化，诱发酮体升高而刺激关节等。朱老常自制一些养生糕点（可冷藏）长期服用，如取补气固表的黄芪煎汤代水，加入适量的绿豆、薏苡仁、扁豆、莲子、大枣和枸杞子熬制的"益寿小吃"（朱师多夜餐食用），通过益气养血、健脾除湿，发挥其利尿、抗衰老、增强心肌收缩力的作用，达到延年益寿、预防疾病的目的。

疾病初期应早防早治，如发现有痹病之症状，如关节、肌肉、筋骨的酸、麻、肿、沉重，应早就医、早诊断、早治疗。朱老见微知著，临床多运用黄芪、熟地黄等药物去调节，通过顾护正气来增强体质、提高机体的抗病能力。对于具有高危因素的痹病可疑患者（如出现晨僵或有风湿病家族史等），朱老巧妙地运用引经药，如颈椎增生加葛根，腰椎增生用川续断；强直性脊柱炎，用鹿角通利督脉；坐骨神经痛，用白芍滋肝柔筋等。同时，朱老融会新知，善于将自身临床经验与西医学理化检查指标相结合，如常用淫羊藿、露蜂房调节机体免疫功能；出现关节增生性改变，常用补骨脂、鹿衔草来缓解；出现血沉、抗"O"或黏蛋白等异常，多用石膏、虎杖来调节；出现尿酸指标异常，常用土茯苓、萆薢来调节等，往往能达到较好的防控效果。

（二）既病防变

1. 预防疾病的发展

痹病临床多以关节疼痛、肿胀、拘挛僵直为主症，病初以邪实为主，在风、寒、湿、热、燥、瘀之邪的影响下，筋骨、关节、肌肉等处发生疼痛、重着、酸楚、麻木，或关节屈伸不利、僵硬、肿大等现象，朱老紧抓病机，辨证施治，达到缓解病情、预防疾病发展的目的。

（1）风寒湿痹：风寒湿痹之表现者，朱老临床多用川乌、桂枝，一般不用防风汤、羌活胜湿汤之类，自拟温经蠲痹汤（当归、熟地黄、淫羊藿、川乌、川桂、乌梢蛇、鹿衔草、甘草）祛风散寒，除湿通络。方中养血活血药与祛风通络药并用，以防风药伤阴耗血之弊，至于温热药与清热药的药量之比，应因证制宜。其中，寒盛痛剧者加附子、细辛、川乌、草乌；湿盛麻木者加苍术、薏苡仁；风盛游走痛者加独活、青风藤等。而对于久痹气血亏虚，又无明显邪气痹阻证候者，则不宜运用太过辛散耗气的风药。

（2）热痹：热痹表现者，其关节红肿热痛，临床多用萆草、寒水石、虎杖，朱老强调寒水石入肾走血，肌肤、血络内外皆清，较石膏更胜一筹。组方以四妙勇安汤（金银花、玄参、当归、甘草）加赤芍、知母等清热养阴，宣痹通络。热盛者加黄芩、龙胆草；湿重者加佩兰、蚕沙；痛甚者加乳香、没药、延胡索等。同时，热痹酌加温通之品，对于风寒湿郁久化热证，自制"乌桂知母汤"，以制川乌、草乌、川桂枝配生地黄、知母、寒水石，寒热并用，入营达卫。朱老认为热痹佐用热药，早期可开闭达郁，促使热邪速降；中期燮理阴阳、防止寒凉伤胃；后期能激发阳气，引邪外出。

（3）燥痹：燥痹表现者，其肢体疼痛而肌枯，临床多用玄参、麦冬、石斛，朱老以培补肾阳汤（仙茅、淫羊藿、山药、枸杞子、紫河车、炙甘草）养阴润燥，紧抓痹病"正虚"之本，以益气养阴治标，阴阳并补护本。张介宾在《景岳全书·新方八阵·补略》载："善补阳者，必于阴中求阳，则阳得阴助而生化无穷；善补阴者，必于阳中求阴，则阴得阳生而泉源不竭。"故在温阳之剂中酌加补肾阴之品，可防治温燥之品过于激发其体内残存的阴血而徒伤本阳，俾阴阳并补，而使水火互济。

（4）浊瘀痹：浊瘀痹表现者，多关节红肿热痛，朱老以自拟痛风方（土茯苓、萆薢、威灵仙、桃仁、泽泻、地龙等）泻化浊瘀。土茯苓、萆薢、威灵仙三药合用，清泻浊毒、通络止痛之力更佳，现代药理学已表明，该药具有降尿酸、抗炎镇痛以及调节免疫等作用。朱老治疗痹痛善用虫药，但谨小慎微，对于阴虚、湿热型痹痛者，常佐以石斛、麦冬等滋阴润燥之品；对于过敏体质者，可酌加徐长卿、地肤子等以缓解异体蛋白产生的不适现象。

（5）肢肿僵直：痹病日久，湿浊之邪受热煎熬成痰，常致关节漫肿畸形，此乃痰瘀胶结而致，朱老常用苍术、黄柏、防己、茯苓等祛湿消肿。若痰凝、血瘀附着于骨，则可形成骨痹，出现肢体拘挛屈曲，或强直畸形等，此时需参用化痰软坚之半夏、南星，以及虫类消瘀止痛之药。因南星有毒，其燥湿化痰，善治骨痛的功效往往被忽视，朱老受《神农本草经》"治筋痿拘缓"的启示，用南星缓解骨与关节疼痛，临床收效颇佳，其用量一般 15～30g，病情严重者可用至 50～60g。此外，刘寄奴、石楠叶、鬼箭羽、山慈菇等均为朱老消骨肿常用药。

2. 预防疾病的转变

痹病患者绵延不愈，复感外邪深入，可侵及相应虚弱的脏腑。朱老认为痹病的病因可自外而入，亦可由内而生，内外合而为痹，正虚邪实是痹证发生的重要因素。疾病日久，则病邪由表入里，由轻而重，导致脏腑功能失调。

（1）肺痹："淫气喘息，痹聚在肺"。痹证患者出现咳逆上气、喘息烦满不得卧，或皮肤麻木如虫行等，皆因肺气痹而不通、升降失司所致，朱老认为肺痹虚实夹杂，需从痰瘀论治，自拟肺炎方（黄芪、白术、穿山龙、金荞麦、僵蚕等）宣肺祛痰、活血通络，其用药特色有二：一是每方必用穿山龙。穿山龙止嗽，扶正通络，配合鬼箭羽活血化瘀，能明显缓解咳痰、气短等症状，并可减少激素的服用量。二是擅用虫类药。虫类药攻补兼施，其钻透剔邪、开瘀散结的作用，能松弛气道，改善循环，促进炎症的吸收，且自身含有蛋白质、微量元素等丰富的营养物质，此非一般植物药所能及。

（2）心痹：邪气内舍于心，易致心脉痹闭，朱老对于低热、关节屈伸不利、舌质偏红表现的阴虚风湿逗留者，常用防己地黄汤加减以养营通脉、利水化湿，重用地黄至60g，配合防风除血中之风；对于关节疼痛、肢末不温、舌淡表现的阳虚风湿逗留者，常用黄芪桂枝五物汤加附子、淫羊藿、桃仁、红花等温经和血，养营通络。《素问·痹论》云"心痹……暴上气而喘"，手少阴心经之脉上夹咽喉，故出现"上气而喘"，朱老常予杏参散（人参、苦杏仁、桃仁、桑白皮）加减益气通脉、平喘止咳。喘剧而气不纳者，朱老善用紫石英、补骨脂、紫河车等温肾纳气，平喘止逆。

（3）肝痹：痹气舍肝，出现口苦咽干，关节疼痛、拘挛等症状，相当于西医学中的系统性红斑狼疮合并肝损害、类风湿关节炎并发肝肾淀粉样变等。《内经博议》曰："肝痹则气血两衰。"朱老认为其病机为"正气不足，气血闭阻不通，不通则痛"，即用痹通汤（当归、鸡血藤、威灵仙、炙僵蚕、地龙、乌梢蛇等）舒通经络气血，开其闭阻，在养血柔肝的基础上注重搜风剔邪。对于形体瘦削、筋脉拘挛作痛，或午后低热、舌红少苔、脉细数者，多加石斛配何首乌、地黄滋养肝肾阴液，标本兼顾。

（4）脾痹：痹病绵延日久，关节屈伸不利，血脉受压，流行不畅，则可出现肢麻肌萎，脘腹痞满等症状，《素问·玉机真脏论》中有"脾受气于肺，传之于肾"，脾虚湿阻，筋脉失养是脾痹发生的关键，朱老主张脾肾同治，以"通"为法，从"虚、邪、瘀"角度着手，常用益肾蠲痹丸加油松节、马钱子等。本方在活血通络、虫蚁搜剔的基础上，加用宣痹止痛的马钱子，往往可收到意想不到的疗效。针对激素减量后，身体出现萎靡、纳呆、呕恶，或怯冷、便溏、阳痿、溲频等脾肾阳虚、痰湿内壅之症时，朱老常用熟地黄、附子为对，合用淫羊藿、仙茅，并选补骨脂、露蜂房为对，以温经化痰、通络止痛。

（5）肾痹：骨痹日久不愈、复感外邪，出现腰背偻曲不能伸，腰痛拘挛，遗精等，临床多见于强直性脊柱炎晚期。朱老认为肾气亏虚、髓海不足是肾痹发生的关键，风寒湿邪侵及体表，邪气循经内传于肾，从而导致筋脉拘挛，脊柱僵直，临床常用益肾蠲痹汤（当归、地黄、淫羊藿、鹿衔草、蜈蚣、僵蚕、土鳖虫等）加减以养血培本、壮督通络；同时重用虫类搜风之品，发挥其抗炎、消肿、止痛的功效。后期动物实验也证明益肾蠲痹丸能抑制机体促炎因子的合成和分泌，可在一定程度上调节促炎细胞因子及抗炎细胞因子的平衡。

3. 瘥后防复

"瘥后防复"指在疾病治愈或病情稳定之后，要采取有效措施促进机体恢复，达到防止旧疾复发的目的。

朱老指出痹病顽缠者多有阳气先虚的因素，病邪遂乘虚袭踞经隧，导致气血为邪所阻，痰瘀交结，而风湿病主要病变在骨和关节，故肾脏受损是风湿病的主要病因，肾气亏损又是风湿病中各种疾病后期的主要病理形式，故朱老在长期实践中确立了"益肾壮督治其本、蠲痹通络治其标"的治则，并借"虫蚁搜剔"之性祛邪通络，集毕生经验所研发出"益肾蠲痹丸"和"蝎蚣胶囊"，有效地提高了痹病患者的治愈率，又因其方便携带，解决了患者长期服药困难的弊端。一般情况下，病情缓解稳定后，还需继续服用益肾蠲痹丸半年以上，始可巩固疗效、防止复发。

痹病后期症状虽有所缓解，但仍比较顽固，对于初愈的患者，疾病初愈，其体质尚虚，鼓励患者改善饮食以调补，且忌滥服滋补之品。气血不足者可用西洋参、枸杞子、大枣等泡茶饮用，或适当加入当归身、黄芪等；脾胃虚弱者建议服食山药、莲子、党参、大枣；虚寒或血虚明显者可服当归生姜羊肉汤等。同时，保持愉悦心情，加强功能锻炼和坚持治疗，方可改善病情，提高生活质量。

4. 医案举隅

李某，男，51岁，西安人。

主诉：因"痛风反复发作20余年"于2008年9月13日初诊。患者有"痛风"病史20余年，疼痛常反复发作，自服秋水仙碱缓解疼痛，未正规降尿酸治疗。既往"高血压"病史5年，长期服用苯磺酸左旋氨氯地平，血压控制不良；"脑出血"病史5月余，1个月前患者出现头痛伴认知功能减退，烦躁不安，胡言乱语，当地医院查弥散加权（DWI）示"左侧颞叶、左侧海马区、左侧枕叶新鲜脑梗灶"，予对症处理，住院治疗期间痛风急性发作，症状持续无法缓解，现为求进一步治疗至我处就诊。

刻下：患者由家属陪同轮椅推入诊室，躁动、谵语，无法对答，膝踝关节红肿，触之灼热，压之退缩，舌红苔黄腻，脉弦。辅助检查：尿酸 589.6μmol/L，血沉（ESR）20mm/h，C反应蛋白（CRP）6.7mg/L。

中医诊断：痹病（浊瘀痹）。

中医辨证：脾肾亏虚，浊瘀胶凝。

治则治法：泻浊化瘀、调益脾肾、蠲痹通络为治疗大法，配合中药外敷和针灸理疗。

中药处方：痛风方（院内协定处方）、蠲痹汤（院内协定处方）。

生黄芪 50g，川芎 10g，生水蛭 8g，凤凰衣 7g，莪术 7g，荷叶 30g。共 14 剂，日 1 剂，水煎后早晚分服。

二诊：治疗 1 周后，关节肿痛明显减轻，且精神症状亦逐渐好转，2 周后可自己行走，对答如流。住院时长 1 月余，基本恢复正常。

门诊随访，通过饮食控制、适度功能锻炼等健康管理，半年余体重减轻 15kg，能生活自理。2008 年 6 月，自诉完全恢复正常。

按：该例患者因认知障碍，脑梗期间合并痛风急性发作，朱老考虑脑梗的发作亦与高尿酸密切相关，诊疗方案以泻浊化瘀、调益脾肾、蠲痹通络为主，治疗 2 周，不但痛风发作得到控制，同时脑梗引起的精神症状也得到改善和恢复。痛风汤为泻浊化瘀法的基本方，蠲痹汤为益肾蠲痹法的基本方，其利水渗湿、泻浊解毒之品与活血化瘀通络之品共用，使湿、浊、痰、瘀泻化，达到祛风解痉、抗炎、抗过敏之效，消除了高尿酸血症对中枢神经系统的毒性作用，使血管炎症得以恢复。

5. 结语

朱老"发皇古义，融会新知"，在疾病尚未发生之时，即注重及时防范，通过适当的养生之道或补益类药物调护正气，以增强自身防御功能，必要时结合西医学先进的检查技术，根据生化指标的变化进行有针对性的调整、干预；在痹病形成之后，强调既病防变、辨证论治，使用益肾通督类药物与祛风散寒、除湿通络、涤痰化瘀、虫类搜剔诸法合用，以期标本同治，提高疗效。若素体虚弱，复感外邪深入脏腑，则根据各脏腑的生理、病理特点进行论治，并形成了独特的五脏论治体系；在痹病病情稳定之时，结合临床中"从肾论治"和"善用虫药"的思路，给予"益肾蠲痹丸"或"蝎蚣胶囊"以善其后，并强调了痹病有效的调养措施，以减少疾病复发率。朱老治疗该病时运用"治未病"思想，做到未病护本先防、既病祛邪防变和瘥后调护防复，以期有效控制痹病的进展，充分地发挥了"上工"的精神。

第三节　用药特点及典型案例分享

一、朱良春善用虫类药治疗咳喘病

虫类药物为血肉有情之品，大多药力峻猛，起效迅速，如应用得当，配伍有法，常可取得显著的疗效。此类药其性多为辛平或甘温，具有息风通络、软坚散结、攻坚破积、活血化瘀等作用，临床广泛应用于疮疡肿毒、瘰疬瘿瘤、皮肤瘙痒等顽固性疾病。朱良春教授除了应用虫类药治疗风湿痹病之外，而且善于治疗咳喘病，归纳其主治咳喘病的主要虫类药有蜂房、蝉蜕、僵蚕、地龙、蛤蚧等，它们具有解痉平喘、清热解毒、化痰行水、理气散结之功。朱老多年来对虫类药积累了丰富的经验，尤其在剂型、配伍、用法方面更是驾轻就熟。

（一）蜂房

蜂房具有攻毒杀虫，祛风止痛的功效。用于疮疡肿毒，乳痈，瘰疬，皮肤顽癣，鹅掌风，牙痛，风湿痹痛。朱老认为，蜂房除了具有治疗带下、阳痿、遗尿等病外，尚可以治疗顽固性咳嗽，但其方法比较特殊。取蜂房 3~5g，混入鸡蛋 1 枚（去壳）打匀，放锅内小火翻炒，不用油盐炒熟，于饭后一次服下，每日 1~2 次，连服一周可获满意疗效。

案：张某，女，38 岁，教师，2017 年 4 月 11 日初诊。

主诉：患慢性咽炎 6 年，时常咳嗽不止，尤其是闻到油烟或者讲话过多时更是干咳不休，缠绵多年未愈，时常咽干、夜寐不安、盗汗。舌质红苔薄，脉细数。

中医辨证：肺阴亏虚，虚火上炎。

治则治法：滋阴降火，润肺清咽。

处方：选增液汤加味。

玄参 30g，麦冬 20g，生地黄 30g，蝉蜕 10g，干芦根 10g，凤凰衣 6g，蜂房 6g，南沙参、北沙参各 20g，炒酸枣仁 20g。

1 个月前曾服上方效果不佳，今日嘱患者每日另取蜂房 6g，分两次炒鸡蛋或放入微波炉中做成"蜂房鸡蛋羹"（不放油、盐等作料），早晚饭后各服一次，连服 7 日。

二诊：服上方 7 剂，并吃蜂房炒蛋 7 天，咳嗽减少、出汗消失、大便通畅、夜寐渐安。原方加太子参 15g 加强滋阴补气，继续口服 7 剂后，诸症均消失。

按：本例患者咽炎多年，久治不效，肺阴亏虚，故用增液汤滋阴润肺，但未见良效。临床咽痒，久咳不愈患者，多见于上呼吸道感染、急性支气管炎后期、咳嗽变异性哮喘以及慢性咽炎，应用抗生素及常规止咳药物多无效。中医学认为，咳嗽为肺系受病、肺气上逆所致，咽痒为风邪上受、肺窍不利表现，在辨证用药基础上加用蜂房、蝉蜕、僵蚕等虫类药止咳效果更佳。蝉蜕性甘寒，有疏散风热、祛风止痉作用；僵蚕性咸辛平，有解痉化痰、疏散风热之功，两者合用以宣肺化痰，利咽止咳。今只改变蜂房一味药的用法，加强了镇咳解痉之功，疗效卓越。

（二）僵蚕

僵蚕具有散风泄热、解毒定痉、化痰软坚的作用，用于治疗荨麻疹、小儿惊痫夜啼、痰核、瘰疬、慢性咽炎喉痹均有佳效。朱老常以僵蚕治疗慢性咽炎、慢性咳嗽等肺系疾病。另外，朱老应用僵蚕配蝉蜕治疗疮疡痈肿，并除温热疫毒。两者气味俱薄，浮而升，可拔邪外出，发散诸热，且僵蚕有化顽痰之功，对夹有痰瘀者甚效。

案：范某，女，78 岁，退休人员。

主诉：慢性咳嗽 14 年，有"冠心病，支架术后"病史，曾 CT 提示"支气管扩张"，长期口服他汀类、抗血小板聚集药物。曾口服"阿斯美""顺尔宁"，吸入"思力华"等，甚至考虑"胃食道反流"，口服"质子泵抑制剂"均未见明显效果。刻下：干咳，纳呆腹胀，舌质红苔黄腻，脉滑数。

中医辨证：脾胃虚弱，湿热内蕴。

治则治法：健脾利湿，清火润肺。

处方：升阳散火汤加味。

柴胡 10g，升麻 6g，葛根 15g，防风 10g，独活 6g，羌活 6g，党参 15g，白芍 10g，炙甘草 6g，炒谷芽 30g，僵蚕 6g，蝉蜕 6g，蜂房 6g。

7 剂后症状明显减轻，继服 7 剂症状缓解。

三诊：炙僵蚕、炙全蝎、黄连、炙蜂房、金银花、代赭石、生牡蛎等份，研粉冲服，每次 3~5g，每日 2 次。坚持服用 3 个月，痊愈。

按：患者平素体质稍差，脾胃功能不佳，日久终致阴火内生，虚火上炎，脾虚而痰湿内生，而见咳嗽，咽痒，咽干，咳痰，胃脘痞闷等；脾虚累及胃腑受纳则见胃纳不佳，气血不足则见困倦；脾胃为气机升降枢纽，脾虚而中焦失却斡旋之机，降浊不及而见便干。朱老有一验方咽痛散：炙僵蚕、炙全蝎、黄连、炙蜂房、金银花、代赭石、生牡蛎，用于治疗慢性咽炎，具有一定的作用。在支气管哮喘、慢性支气管炎发作期，患者喘息气促，呼吸困难，甚则张口抬肩，鼻翼扇动，不能平卧。西医学认为与变态反应、气道炎症、气道反应性增高等因素有关。中医辨证则分虚喘、实喘，实者为邪壅于肺，宣降失司；虚者为肺不主气，肾失摄纳。临床常见虚实夹杂。西药抗炎、解痉平喘同时，于中医辨证用药基础上加用地龙、蜈蚣、全蝎，常能迅速控制病情。地龙性寒，有清热息风、清肺平喘之功。

（三）蛤蚧

蛤蚧为壁虎科动物蛤蚧除去内脏的干燥品，为温肾补肺之佳品。可用于治疗哮喘（顽固虚喘而不愈者）、阳痿滑精、虚劳咳嗽。蛤蚧有雌性激素样作用（用蛤蚧虽大补肾精，但久病多虚，当考虑到兼夹之痰瘀之邪）。朱老用蛤蚧治疗慢性阻塞性肺病、哮喘缓解期患者，一般用散剂或者丸剂，每每取得较好的疗效。

案：宋某，82 岁，退休人员。

主诉：反复咳嗽咳痰 40 余年，每逢冬天加剧。刻下见：咳嗽咳痰，痰色白质清，伴有乏力、口干、纳呆，动则气急。

查见：面色暗沉、口唇发绀，舌质暗红，舌苔白，脉沉无力。

中医辨证：肺肾阴虚，脾失健运。

处方：人参蛤蚧散加味。

人参 60g，蛤蚧 3 只，北沙参 100g，五味子 60g，麦冬 150g，橘红 60g，紫河车 30g。

用法：以上药物共研粉末，每次 10g，每天 2 次，早晚空腹冲服。

患者坚持服用 3 个月，自觉乏力、咳喘明显减轻，

按：上方是朱老常用于慢性咳嗽咳痰，属于肺肾阴虚、脾失健运的常用方。朱良春老师自拟定喘散，对增强体质、控制复发颇有效验。其中人参有大补元气、复脉固脱、补脾益肺、生津养血、安神益智等功效，对哮喘症状缓解后的善后巩固疗效较为理想。麦冬具有养阴润肺、清心除烦、益胃生津的功效；五味子生津润肺、补肾敛汗；蛤蚧益肾补肺、定喘止嗽，用于肺肾两虚、气喘咳嗽、虚劳咳嗽、咯血、肾虚阳痿、遗精、小便频数。应用北沙参滋阴润肺、化橘红健脾化痰、紫河车补益肺肾，全方达到了补肺益肾、健脾化痰之功。此外，朱老对于心气不足、气机上逆、时时欲脱者加蛤蚧尾。

（四）地龙

地龙性寒，有舒张支气管，宽胸、化痰、平喘之功，对有热的慢性哮喘应用较好。朱老常常用于治疗肺热咳喘、久治不愈的患者，无论急性期、缓解期均适用。急性期一般用煎剂，缓解期一般用丸剂或者研粉口服。

案：患某，男性，44岁。

主诉：支气管哮喘病史20余年，平素间断服用氨茶碱治疗，每年冬季易发，每次发作需应用糖皮质激素方能控制。本次又于冬季受凉发病，呼吸急促，喉中哮鸣有声，张口抬肩，不能平卧，口唇紫绀，全身冷汗，形寒畏冷，咳不甚，痰少咳吐不爽，舌淡红，苔白，脉弦数。

中医辨证：寒痰伏肺，肺气郁闭。

治则治法：温肺散寒，宣肺平喘。

处方：射干麻黄汤加味。

射干、细辛各15g，炙麻黄、半夏、苦杏仁、紫苏子、白前、五味子、干姜各10g，蜈蚣2条，全蝎3g，地龙12g，胆南星10g，大枣15g。水煎服。

同时应用氨茶碱、地塞米松静滴，喘康速气雾剂吸入。次日气喘症状缓解。

二诊：共服上方14剂，其间地塞米松逐渐减量，未再发作气喘。

按：朱老治疗咳喘常用方：地龙、海螵蛸、天竺黄、紫河车、川贝母，共研极细末，装胶囊口服。哮喘之偏热、偏实者，可用"玉蜓丹"（蜓蚰，又称"鼻涕虫"100条，冷开水洗去泥垢，加象贝母粉，同捣如泥，捻丸如绿豆大），每服2g，早晚各一次。多数病例服后喘促减缓，咳痰爽利，症状改善，连续服用，辅以培本之品，可以逐步治愈。朱老治疗哮喘必用"地龙""玉蝴蝶""蝉蜕"等，此类药有解痉平喘之功。地龙性寒，有清热息风、清肺平喘之功；药理研究证明，地龙有舒张支气管平滑肌、缓解支气管痉挛、阻断交感神经节传导及抗炎、抗过敏的作用。

除上述典型病案之外，朱老治疗百日咳（俗称"顿咳"），应用下列两方，收效满意。其一，蜈蚣、甘草各等份，研细末，每次 1~2 岁用 1.5g，3~4 岁用 2g，1 日 3 次，连服 5~7 日。其二，蝉蜕、僵蚕、前胡、生石膏、苦杏仁、川贝母、海浮石、北细辛、陈皮。研细末，每次 1 岁服 0.3g，1 日可服 4~6 次，一般连服 2 日后可见缓解，5~6 日可渐痊愈。两方均有解痉定咳、化痰下气之功，痰多或伴有发热者以后方更合适。

总之，虫类药可以治疗各种疾病，而且用量、用法均有其独特之处，如蜂房的用法、蛤蚧用尾、水蛭的用量等。其性多燥，宜配伍养血滋阴之品，如以地黄或石斛同用；其药多为咸寒，应该配伍辛温养血之品，如当归、桂枝等，这样才能制其偏而增强疗效。以上仅是本人随朱老学习的点滴体会，由于本人才疏识浅，不能尽释大师之意，不足之处还望海涵。

二、朱良春临证用药特色举隅

朱老临床用药除了善用虫类药之外，其他用药也有其独特的方面。

（一）山萸肉止汗效佳

朱老认为：山萸肉味酸性微温，入肝、肾经。除了具有补益肝肾作用之外，止汗之功更为卓著，但其用量宜大，一般在20~30g，应用于临床每每获效。

案：张某，女，52 岁，2010 年 7 月 16 日初诊。

主诉：乳腺癌手术后 5 个月，时常发作性大汗淋漓、汗出恶风，伴见潮热、烦躁等症状。舌质红苔薄黄，脉细数。

中医辨证：阴虚内热，虚火上炎。

治则治法：滋阴降火，调和营卫，固表敛汗。

处方：桂枝牡蛎汤加味。

山萸肉 30g，桂枝 15g，白芍 30g，煅牡蛎 30g，生地黄 15g，女贞子 15g，旱莲草 15g，浮小麦 30g，甘草 6g，大枣 10g，干姜 3g。

二诊：服上方 7 剂后，汗出明显减少，继续巩固 7 剂后，诸症均消失。

按：本例患者手术后阴阳两虚，故见昼夜汗出、恶风、潮热、烦躁等症状。《医学正传·汗证》说："其自汗者，无时而溅溅然出，动则为甚……大抵自汗宜补阳调卫，盗汗宜补阴降火。"该患者既有自汗，又有盗汗，此乃阴阳两虚也，故宜滋阴补阳、调和营卫为妥。

（二）枸杞子止血有神功

枸杞子甘平，入肝、肾经。具有补益肝肾、养肝明目之功。临床用于肝肾阴虚之腰膝酸软、遗精、头晕、视物模糊等症。朱老经过大量的临床实践证明，该药尚有止血之功，尤其用于慢性肝病之牙龈出血尤为适宜，而且认为，但凡肝肾阴虚之牙龈出血均可见效。本人将朱老之经验应用于临床，获效神奇。其用法可以在复方中煎煮、单味煎汤代茶饮，或烘干研磨吞服、嚼服。

本人发明其服用方法，常常嘱咐病人在焖米饭或熬粥时放入适量同服，如此应用既方便，又不至于忘记服用，因为常人三餐必进，尤其南方人更是餐餐不离米饭。

案：汪某，男，49 岁，2010 年 6 月 20 日初诊。

主诉：患 2 型糖尿病已 3 年（目前服二甲双胍，血糖控制基本平稳），时常牙龈出血，迭治不效，平素常口干、神倦、汗多、便秘、夜寐不安。舌质红少苔，脉细弦。

中医辨证：肝肾阴虚，虚火上炎。

治则治法：滋阴降火，柔肝潜阳。

处方：杞菊地黄汤加味。

枸杞子 60g，菊花 10g，山萸肉 30g，生地黄 15g，山药 15g，牡丹皮 10g，泽泻 10g，茯苓 15g，夜交藤 15g，炒酸枣仁 30g。

二诊：服上方 7 剂后，牙龈出血减少、出汗消失、大便通畅、夜寐渐安。继续巩固 7 剂后，诸症均消失。

按：本例患者虽不是慢性肝病所致牙龈出血，但其病机是"肝肾阴虚、相火上浮、热迫血行"，以致齿龈出血。《济生方·吐衄》说："夫血之妄行也，未有不因热之所发，盖血得热则淖溢，血气俱热，血随气上，乃吐衄也。"故应用杞菊地黄汤加减以滋阴泻火，并且枸杞子用量大至 60g，取得了理想的疗效。

（三）蜂房疗顽嗽显奇效

朱老认为，蜂房除了可以治疗带下、阳痿、遗尿等病外，尚可以治疗顽固性咳嗽，但其方法比较特殊。取蜂房 3～5g，鸡蛋 1 枚（去壳），放锅内混合，不用油盐炒熟，于饭后 1 次服下，每日 1～2 次，连服 1 周可获满意疗效。

案：方某，女，69 岁，退休教师，2010 年 5 月 16 日初诊。

主诉：患慢性咽炎 30 年，时常咳嗽不止，尤其是闻到油烟等刺激性气味时更是干咳不休，多年迭治不效，时常咽干、胸闷、急行走则气急。舌质红苔薄，脉细数。

中医辨证：肺阴亏虚，虚火上炎。

治则治法：滋阴降火，润肺清咽。

处方：增液汤加味。

玄参30g，麦冬20g，生地黄30g，蝉蜕10g，干芦根10g，凤凰衣6g，南沙参、北沙参各20g，炒酸枣仁30g，蜂房10g。

曾服上方效果不佳，今日嘱患者每日另取蜂房6g，分两次炒鸡蛋或放入微波炉中做成"蜂房鸡蛋羹"（不放油、盐等作料），早晚饭后各服1次，连服7日。

二诊：服上方7剂，并吃蜂房炒蛋7天，咳嗽减少、出汗消失、大便通畅、夜寐渐安。继续巩固7剂后，诸症均消失。

按：本例患者咽炎多年，久治不效，肺阴亏虚，故用增液汤滋阴润肺，但未见良效。今只加蜂房一味，疗效卓越，真可谓"大师之见、名不虚传"。

（四）制南星止痛名不虚传

《本经逢原》曰："半夏、南星皆治痰药也，然南星专走经络，故中风、麻痹以之为向导；半夏专走肠胃，故呕吐、泄泻以之为向导。"朱老应用制南星治疗痹痛每每收效，其特点有二：其一是用量大（常用到30g左右，甚至更多）；其二是配伍绝妙（常配入搜风通络、活血止痛之虫类药中）。

案：张某，男，41岁，个体老板，2010年5月10日初诊。

主诉：患腰脊疼痛7年，加重2个月，常于夜间痛醒，久久不能入睡，甚则翻身困难，多年迭治不效，伴见畏寒、便溏。曾诊断为"强直性脊柱炎"。今查见：体形肥胖（身高170cm，体重100kg），舌质淡苔白腻，脉濡。

中医辨证：脾虚湿盛，痰滞经络。

治则治法：温阳除湿，化痰止痛。

处方如下：制南星40g，穿山龙30g，徐长卿15g，全蝎

6g，熟地黄 15g，淫羊藿 15g，鹿衔草 10g，全当归 20g，鸡血藤 30g，乌梢蛇 8g，土鳖虫 6g，僵蚕 15g，炮山甲 12g，全蝎 6g，蜈蚣 6g，广地龙 12g，甘草 6g。

按： 此例患者腰脊疼痛多年，加之体形肥胖、畏寒便溏，此属脾阳亏虚、痰湿内阻所致。应用益肾壮督，蠲痹通络之剂，同时应用大剂制南星疗效尤佳。

总之，朱老博究本草，熟谙药性，处方用药常自出新意，思路开阔，别具一格。其用药经验和若干创新对吾辈颇多启迪。中医用药，有时一张方子，疗效不著而药证相符，加一味药即可取得很好的疗效，老一辈的临床大家均有此"画龙点睛"的神来之笔，朱良春大师则更是技高一筹。

一味可变一剂功，在仲景方中亦例证较多，如附子、细辛配麻黄则解表，配大黄则通里，一味之差则治有表里之别；麻黄、杏仁、甘草配桂枝则散寒，配石膏则泄热，一味之差，则治有寒热之分。良医必精于药，如医者昧于药性，故弄玄虚，在有效的方中，误加一味药，反使有效的方子变无效，即有"画蛇添足"之遗憾。

第二章
杂病名家连建伟

第一节　名医简介

连建伟（1951—），男，浙江嘉善人。主任中医师、教授、博士生导师，第三、四、五、六批全国老中医药专家学术经验继承工作指导老师。现任中华中医药学会方剂分会名誉主任委员，浙江省文史研究馆馆员，第十、十一届全国政协委员。目前已发表中医药论文一百余篇，出版著作有《历代名方精编》《金匮要略校注》《金匮方百家医案评议》《古今奇效单方评议》《三订通俗伤寒论》《连建伟中医文集》等10余部。先后担任国家规划教材《方剂学》编委、副主编、主编。获1992年度国家中医药管理局科技进步二等奖1项，获浙江省自然科学优秀论文二等奖3项。

笔者在2009年参加全国第二批临床中医研修人才项目期间，每周六随连建伟老师门诊抄方近1年，其间对连老师精湛的医技、深厚的国学功底、熟练的经方应用、独特的脉诊手法等均有了深入的体会，后来多次在浙江省中医学会举办的各类学习班上聆听连老师的讲座，受益匪浅。

第二节　学术思想

一、倡导读经典

连老师认为："中医学术发展最重要的是传承，传承发展的轨迹中，中医经典起到非常大的作用。"

前贤名医都很重视经典的学习，大家名宿都是学习经典的示范。唐人王冰视经典为"标格"，其谓："标格亦资于，未尝有行不由径、出不由户者也。然刻意研精，探微索隐，或识契真要，则目牛无全，故动则有成，犹鬼神幽赞，而命世奇杰，时时间出焉。"医圣张仲景也极崇尚"思求经旨"，其在《伤寒杂病论》原序中说"观今之医，不念思求经旨，以演其所知，各承家技，始终顺旧"，对"当今居世之士"不读经典之风深恶痛绝，认为这种"崇饰其末，忽弃其本，华其外而悴其内"之举乃"皮之不存，毛将安附焉"之为，把不精研经典"思求经旨"喻为"蠢若游魂"，告诫"举世昏迷，莫能觉悟"之士要"勤求古训，博采众方，庶可以见病知源"，绝不能"趋世之士，驰竞浮华，不固根本，忘躯徇物，危若冰谷"。清代皇帝康熙也十分推崇"古之医圣医贤"之书，告诫"今之医生，若肯以应酬之工，用于诵读之际，推求奥妙，研究深微"则能"立方切症，用药通神"。再看看先贤名医施今墨、肖龙友、孔伯华、汪逢春、程门雪、章次公、徐小圃、吴棹仙、黄文东、岳美中、赵锡武、任应秋、姜春华、金寿山以及当今的三十位国医大师们，他们有一个共同的特点就是崇尚经典，精研经典，对待经典是"恒兀兀以穷年"。

连老师认为通过读经典，对整个中医理论的认识会有较大提高。笔者通过跟诊学习深切感受到：不学经典，难以做好中医，更难以成就"上工"。没有经典理论的指导，临床诊疗就无方寸，甚至杂乱无章，侥幸得之也是"无源之水，无根之木"，经典可以给人启迪，经典更能释难解惑。

二、主张跟名师

俗语说"名师出高徒"，所谓名师必定是本领域的高手，必定具有出众的技艺和独到的见识。因此，要想学有所成，名师的指点是必不可少的。尤其是当你临床多年遇到难题束手无策之时，名师的一席点拨往往能够达到"胜读十年书"之效。我在跟随连老师学习过程中就有很多感悟，通过跟诊学到了很多书中无法学到的东西，不仅开阔了眼界，增长了见识，更重要的是被连老师对中医事业坚定执着的精神和长老风范深深地感染、激励；被他用高超医术治愈诸多疑难病症而获得众多患者敬重的场景深深的感叹、震撼。连老师切脉心得、临证首重脏腑病机的特色、慢性杂症从治病求本的运用、从郁辨识疑难病症等经验，尤其是他对中医古籍的见解和经验方的积累运用对我启发很大。如他治疗疑难杂症擅于运用经方，融多种治法于一体，做到组合有序、杂而不乱，遣方选药，如排兵布阵，运筹帷幄，步步为营。处理许多老年多脏同病、正气衰败之症，巧妙运用标本缓急治则，主次分明，井然有序，方寸不乱，攻守平衡。

三、鼓励做临床

俗语有"师傅领进门，修行在个人"之说，更有"熟读王叔和，不如临证多"之说，所谓"实践出真知"是也。只有把学来的书面理论知识、老师的经验之谈，通过不断的临床实践，不断的临床运用，并不断地验证、修正，不断地总结、反思，才能真正掌握其精髓，才可以变成自己的东西，否则永远都是书本知识。连老师正是践行勤做临床的典范，至今仍然每周坚持3~4次门诊，每次看诊50~70个病人。他反复鼓励我们多临床实践，我们也听从他的建议，每周尽可能多地出门诊，受益匪浅。

第三节　临证特点

一、善用古方

连老师临床常用经典古方。如气短乏力、少气懒言，善用李东垣补中益气汤加味；胸胁胀闷、情绪低落善用《太平惠民和剂局方》逍遥散，《医学统旨》柴胡疏肝散合金铃子散加味以疏肝理气、和胃止痛；大便溏薄、面色萎黄、少气懒言善用《先醒斋医学广笔记》资生丸，《太平惠民和剂局方》参苓白术散以健脾利湿、和胃理气；不思饮食、便秘腹胀善用《丹溪心法》保和丸；腰膝酸软、遗精早泄善用《景岳全书》左归饮、右归饮之类，用以补益肾精、强筋健骨。

二、用药轻灵

连老师主张，治胃用药宜取"灵动""平和"，以轻灵小剂调理气机，始能醒脾悦胃，使胃纳渐增，生化之源渐充，同时也增强了脾胃接受药物的能力。

调畅气机，鼓舞胃气，清淡养阴，皆以灵动为旨。处方用药，药味不多，药量不重，配伍得当。理气而不耗气、伤津，益气、养阴又不壅中碍气。药味不宜过多、过杂，药量不宜过大，用药不宜过于苦寒败胃，温燥伤阴。

尤其是慢性胃炎患者，脾胃已衰，忌药性呆滞或大力蛮补，郁滞气机，宜以轻灵活泼之品，意在宣展气机，鼓舞胃气而寓冲和之意。

治疗慢性胃炎除脾胃虚寒或湿热过盛之证用干姜、吴茱萸及黄连、大黄等大辛、大寒之品外，其余病症均以甘温补气之品或甘凉益阴之品为主，以防损伤气阴、滋腻壅滞之弊，并在补益药基础上，酌加理气醒脾、消食和胃、活血化瘀之品，从而达到补不滞邪、通不伤正的目的。

健脾养胃喜用太子参、白术、山药、芡实、茯苓、石斛之属，用量多在10~20g，量重则有壅滞之弊；苦寒燥湿之黄连，虽有"厚肠胃"之功，但有败胃之嫌，其用量仅2~5g；行气药木香、陈皮、檀香、枳壳，消食药麦芽、神曲、鸡内金、莪术、莱菔子，仅择其中之一二味，用量亦在10g以内为度，过则恐克伐胃气。

在组方配伍时，强调应顺应脾胃"纳运相成，升降相因，燥湿相济"的生理特性，如益气之太子参、白术、山药，宜伍用陈皮、木香疏散，使其益气健脾，理气和胃，补而不滞；养阴之北沙参、麦冬、石斛常佐以麦芽、佛手、绿萼梅之流动，使其濡养胃阴，疏肝醒脾，滋而不腻。又如芳香悦脾的佩兰、甘松，和血止痛之延胡索等，亦为临床所习用。又如砂仁、木香之品亦不宜久用量重，喜用花类之品，如川朴花、佛手花之类，取凡花皆散且有理气消胀悦脾开胃之功。

用药轻灵活泼之法则，还要由具体的处方用药来体现。或药味少，或药量轻，或喜用花类、慎用滋腻之品，或相互配合克服药性之弊端。尤其是对于一些药力大的药物如大黄等，用3~6g，更是一种奇妙的轻灵用法。

三、调脾四法

（一）消食和胃法

《金匮要略·五脏风寒积聚病脉证治》曰："上焦受中焦气未和，不能消谷，故能噫耳。"《诸病源候论·呕哕病诸候·噫醋候》云："谷不消，则胀满而气逆，所以为噫而吞酸。"仲景与巢氏皆认为谷不消而食滞不化之气上逆，可致噫气。若患者暴饮暴食，饮食不节，以致胃腑腐熟无权，食浊之气上逆，故生噫气；右关脉大，舌腻有瘀，乃食谷停滞，血瘀气滞之征象也。治当消食和胃，故以保和丸为主方。保和丸出自《丹溪心法》，为消食化积之平剂，而佐以炒麦芽专消面食，可以加砂仁化湿开胃。张锡纯认为，生鸡内金性主降，又可化瘀血，故连教授常用生鸡内金化瘀血，降气逆，加厚朴以增推荡积滞之功，加旋覆花活血降气，加丹参活血化瘀。保和丸虽然作用平和，但亦为攻伐治标之剂。连教授认为，食积日久，易伤脾胃，于本虚标实者，治宜消补同用。至于消食补脾孰轻孰重，当圆机活法，灵活用药。

（二）益气健脾法

《临证指南医案·噫嗳》曰："噫嗳一症，或伤寒病后，及大病后，多有此症。盖以汗吐下后，大邪虽解，胃气弱而不和，三焦因以失职。"脾胃气弱而不和，运化无力，虚气上逆，则生嗳气。患者大多食少脉缓，舌有齿痕均为脾胃虚弱之外应。治以参苓白术散加味。参苓白术散原载于《太平惠民和剂局方》，此方主治"脾胃虚弱，饮食不进……伤寒咳噫"，有益气健脾，渗湿止泻之效。连教授临证常于原方之中加陈皮，以防补药之滞；因顾虑药房莲肉混有莲心，故常以芡实代之；大枣合鸡内金亦称枣金散，一补一消，补而不滞；又佐以紫苏叶，行气宽中，即鉴于柯韵伯"补中之剂，得发表之品而中自安"之理论。

（三）疏肝理气法

《类证治裁》云："肝木性升散，不受遏郁，郁则经气逆，为嗳、为胀……皆肝气横决也。"此论深中肯綮，诚为肝郁致嗳之要言。此类患者大多左关脉弦主肝气郁滞，右关脉大示胃气不虚，舌红则显有化火之象。由气不通达，不通则痛，故胃脘不适。其基本病机为肝木犯土，木土不虚。张景岳云："肝邪犯脾者，肝脾俱实，单平肝气可也。"故常用方选柴胡疏肝散合金铃子散加味。其中柴胡疏肝散原载于《医学统旨》，为疏肝理气之常用方。柴胡疏肝散与金铃子散合用，疏肝泄热，共平肝气、肝火之邪；赤芍、白芍合用，一散一敛，清热护阴；加用佛手，疏肝理气又无辛燥伤阴之弊，此皆未病先防也。此类患者多情志失和，易怒易郁。正如《丹溪心法》所云："气血冲和，万病不生，一有怫郁，诸病生焉。"故连教授临证，常常叮嘱患者"少思虑，常开心"。而汤药未服，病愈过半的奇效亦不少见。而对情志疗法的深刻认识和熟练运用也体现了连教授对未病先防思想的重视。

连老师临床亦善用逍遥散，他认为：逍遥散主治肝郁，肝郁者往往易血虚，而血虚者又易肝郁，互为因果。肝郁者多因木乘土而脾虚，而脾虚者气血生化不足，又多导致肝郁。逍遥散养血柔肝、健脾补气面面俱到，故为历代医家所常用。然药逍遥者必赖人逍遥，方可奏功也。

连老师临证多以脉测证，左关主肝胆，弦脉既主肝郁又主疼痛，右脉尚有力主脾胃之气未虚。此患者四肢逆冷，乃阳气郁遏不能透达于四末所致，兼有肝脾不调，气机郁滞，故见口苦、胁痛等，用四逆散加味治疗，以调畅气机为要，透邪解郁，疏肝理脾。药以柴胡启达阳气而外行、宣畅气机兼清热。同时，连老师往往据病人舌质单用赤芍、白芍，或两者同用。

（四）调和肝脾法

《广温疫论》云："寒热并用之谓和，补泻合剂之谓和……平其亢厉之谓和。"连教授对和法理解深刻，临床亦常用和法，尤其善用"调和肝脾法"治疗病疴。本类患者大多左关脉弦，右关脉缓，乃肝木犯土，木土不足，以逍遥散加味治之。逍遥散出自《太平惠民和剂局方》，是由四逆散化裁而来，具有疏肝解郁、养血健脾之效。连教授以当归、芍药为君，养血柔肝，其中合用赤芍、白芍，清热护阴，又防柴胡劫肝阴之弊；臣以白术、茯苓健脾祛湿，使运化有权，气血得生；轻用柴胡，取轻者升扬之意，欲使肝气条达；佐以薄荷少许，以疏散郁热。郁金《本草备要》谓其"行气、解郁……凉心热，散肝郁"。丹参为手少阴与足厥阴经之血分药，可散血分之热；绿萼梅药性平和，理气和中又不伤阴。诸药合用，肝木得柔，脾胃得补，血热能凉，气血兼顾，肝脾同调，则诸症自能缓解。

连师认为现代人压力较大，思虑繁多，临床上因肝郁困脾胃、清浊升降失常、肝脾失调而致的胸腹胀满不食、胁肋攻逆作痛或肝气损脾、便泻作胀者为多，调和肝脾法尤为重要。临床上肝脾不调之证以木不疏土、肝木犯土、木横乘土等三者较为常见，分别选以四逆散、逍遥散、痛泻要方等加减，以恢复肝脾调和之性。通过调和肝脾法，使人体的脏腑、阴阳、气血等条达平和。组成调和肝脾方剂的药物，其作用均较缓和，祛邪药中既无大汗、大吐之药，亦无大下、大利之品，扶正药亦皆是平补平调之品。连师临床应用调和肝脾之剂时，往往在补养肝血、健运脾胃之气的基础之上稍加行气解郁之品，使患者服药之后在不知不觉中随机体的功能恢复而使疾病痊愈。连师熟谙经文，喜用名方，临证更能得其要领，药用精准，加减有度，因而收效颇捷。

连教授诊病辨证时，在遵奉"四诊合参"的前提下，尤其精通脉理，擅长脉诊，其平脉辨证，脉证合参，且必明寸关尺，务辨浮中沉；立方施治时，连教授亦推崇"依法立方"，坚持"方随法出，法随证立"，故所有病案皆以"治拟某法"或"某法主之"收句，而这既是对有方无法、有药无方时弊的针砭，更是对后学的告诫劝勉。医者，意也，精义也，重任也。连教授每每告诫，"治心何日能忘我"，唯"博极医源，精勤不倦"，方能四诊辨阴阳，百草济苍生，使百姓无病，上下和亲也。

（五）结语

总之，连教授认为常见脾胃病证型为胃肠积滞型、脾胃虚弱型、肝郁气滞型、肝脾不和型。食积内停于胃者，治以消食和胃法；脾胃气虚者，治以益气健脾法；肝胃不和者，单平肝气即可，治以疏肝理气法；肝脾不和者，治以调和肝脾法，以平为期；脾虚夹湿者佐以祛湿法，久病成瘀者佐以活血法。连教授治疗嗳气强调方从法出，法随证立，坚持辨证论治，依法立方，故多获良效。

第四节 典型案例

一、泄泻案

刘某，男，48 岁，2016 年 5 月 6 日初诊。

现病史：3 年来时作泄泻，大便日行四五次，每进食海鲜及生冷食物后泄泻加剧，情绪波动时亦加剧，泻时伴腹痛，大便夹少量黄白黏液，泻后痛减，矢气则舒，口苦腹胀，小便黄，左关弦，右脉缓，舌苔薄黄腻。

西医诊断：溃疡性结肠炎。

中医诊断：泄泻。

中医辨证：肝脾不和。

治则治法：扶脾抑肝，调畅气机。

处方：痛泻要方合戊己丸、香连丸加味。

柴胡 6g，炒白芍 12g，炒白术 15g，炒陈皮 6g，炒防风 6g，川黄连 3g，淡吴茱萸 2g，焦神曲 12g，煨木香 6g，车前子 15g（包）。7 剂，日 1 剂，水煎服。

二诊：大便日二三行，仍伴少量黏液，腹痛稍减，口苦亦改善，时下腹作胀，左关弦，右脉缓，舌苔薄腻。守上方，加佛手片 6g。14 剂，日 1 剂，水煎服。

三诊：大便已成形，日二行，腹痛大减，其余诸症均明显改善，左关已趋缓，右脉缓，舌苔薄腻。

守上方，14 剂。药后诸症基本痊愈，再服 28 剂巩固疗效。

按：此属木横乘土、脾虚肝旺之证。肝旺乘脾，肝木横犯脾土，脾失健运，肝脾不和。脾虚肝旺，肝木乘虚而犯，又称

"土败木贼"。因脾土之本已虚，治疗可扶脾抑肝木之亢强，或以扶土为主，或以抑木为主，于细微之处分辨之。临证以痛泻要方为代表。吴崑曰："治痛泻不止（脾虚故泻，肝实故痛）。"痛泻要方源自《医学正传》"治痛泻"，又名白术芍药散，补脾泻肝、缓痛止泻，临证治疗肝木乘脾、肠鸣腹痛泄泻、泻时腹痛、泻后痛减、脉两关不调、左弦而右缓、舌苔薄白者。连师往往根据肝强与脾弱的偏颇，调整白术与白芍的用量比例。白术和中以燥湿；白芍寒泻肝火，酸敛逆气，兼柔肝以缓急止痛；防风散肝疏脾，理气和中，因辛能散肝，香能舒脾，风能胜湿，故为理脾之引经要药；陈皮味辛可利气，炒用尤能燥湿以醒脾，使气行而痛止，皆以泻木而益土也。四味药均用炒者，补中扶脾抑肝，调畅气机止泻，故可治痛泻。川黄连、淡吴茱萸清热止泻；焦神曲消食和胃。吴鹤皋认为此与伤食不同，"伤食腹痛，得泻便减。今泻痛不止，故责之土败木贼也"，"泻责之脾，痛责之肝；肝责之实，脾责之虚。脾虚肝实，故令痛泻"。此处戊己丸（川黄连、淡吴茱萸、白芍）以丸易汤以疗胃中嘈杂、呕吐吞酸、口苦、舌苔黄腻之症。香连丸疗湿热痢，里急后重、便黄而黏腻者。严用和有云："香连丸治阴阳相搏，冷热不调，或泻或痢者。"佛手片理气疏肝以疗腹胀，车前子化湿利小便又可清肝。诸方合用，组织精细，病机合拍，临床用于痛泻之证，疗效甚佳。

二、痤疮案

姚某，男，44岁。

主诉：面部发痤疮一年有余，经多方治疗未有效验。现大便偏稀，胃纳欠佳，嗳气，两胁疼痛，目睛干痛，夜寐不安，大便溏，左关弦，右脉缓，舌苔薄黄腻。

中医辨证：肝郁脾虚。

治则治法：疏肝理气，健脾和胃，兼清热解毒。

处方：逍遥散加味。

柴胡 6g，炒当归 10g，赤芍 12g，炒白芍 12g，炒白术 10g，茯苓 15g，生甘草 5g，薄荷 6g，陈皮 6g，制香附 6g，广郁金 12g，丹参 15g，连翘 12g，金银花 20g，合欢皮 15g。7剂，日 1 剂，水煎服。

二诊：面部痤疮有结痂脱皮等向愈趋势，大便溏改善，胁痛好转，睡眠质量较好，左关弦，右脉缓，舌苔黄腻尖有朱点。守上方，丹参改为 20g，加牡丹皮 10g，14 剂。

三诊：面部痤疮明显好转，两胁无疼痛，左关弦象有所缓解，右关已有力，舌苔薄质红，守初诊方丹参改为 30g，14 剂。

按：此属肝木犯土、木郁土虚之证。因土虚不足以生木，血少不足以养肝，肝木全赖脾土之滋养，中土虚，不能升发肝木而郁，血亏少，不能滋养肝木而枯。木郁应达之，随其曲直之性，临证以逍遥散治之。逍遥散始载于《太平惠民和剂局方》，本方不仅是疏肝健脾的代表方，亦是妇科调经常用方。逍遥散由小柴胡汤化裁而来，专为肝郁血虚、脾失健运而设。逍遥散以柴胡疏肝解郁，条达肝气，当归补血和血，气香入脾，舒展脾气，炒用亦有止泻之效，白芍养血柔肝，敛阴益脾，归芍合用，使血和而肝和，血柔则肝柔，共为君；白术、茯苓、甘草以健脾气，旨在实脾土以御木侮；肝郁气滞较甚，加香附、郁金条达肝气，香附"乃气病之总司，女科之主帅也"，肝喜条达，肝之阳气虚弱，常常导致气血运行不畅，治疗肝病常加柴胡、香附等行气活血之品，以畅达肝经之气血；连翘、薄荷清泻肝火，清解肝郁；银花甘草汤清解面部热毒，清热不伤气，化毒不伤阴。《医学心悟》云："银花甘草汤治肿毒初起时，皆可立消，内服此药，外敷远志膏，一切恶毒，无不消散。"合欢皮味甘性平，为疏肝解郁、悦心安神之佳品，和五脏、悦心志，有安神解郁之效。连师用药，方中每有陈皮，稍稍与之，以健脾理气。《雷公炮制药性解·果部》云："陈皮辛苦之性……温中而无燥热之患，行气而无峻削之虞，中州之胜剂也。"诸药合用，深合《素问·脏气法时论》"肝苦急，急食甘以缓之""脾欲缓，急食甘以缓之""肝欲散，急食辛以散之"之要旨，使脾虚得养，血虚得复，肝气得舒，血气条达，故有"逍遥"之名。二诊时见其舌尖有朱点，逍遥散不足以平其火热，故增加牡丹皮、加丹参用量以清血中之伏火。三诊时连师以脉测证，左关弦象改善，右关已有力，示肝郁缓解，脾胃功能来复。

三、嗳气案

高某，男，45岁。

初诊：嗳气，食少，大便溏薄，面色萎黄，少气懒言。脉缓，舌苔薄边有齿痕。

中医辨证：脾虚湿盛。

治则治法：益气健脾，利湿止泻。

处方：参苓白术散加味。

党参20g，炒白术10g，茯苓15g，炙甘草5g，陈皮6g，山药20g，炒白扁豆12g，炒薏苡仁30g，砂仁6g（后下），桔梗5g，芡实12g，炙鸡内金10g，大枣15g，紫苏叶6g。7剂，水煎服，日1剂。

二诊：嗳气好转，食少，脉缓，舌苔薄白，守上方，党参改为30g，山药改为30g，大枣改为20g。7剂，水煎服，日

1剂。

三诊：食增，嗳气已瘥，中脘隐痛，右关沉，两尺虚浮，舌苔薄腻，上方脾肾双补。守上方，去桔梗，芡实改为15g，加炒白芍12g。7剂，水煎服，日1剂。

按：《临证指南医案·噫嗳》曰"噫嗳一症，或伤寒病后，及大病后，多有此症。盖以汗吐下后，大邪虽解，胃气弱而不和，三焦因以失职"。脾胃气弱而不和，运化无力，虚气上逆，则生嗳气。本案患者食少脉缓，舌有齿痕均为脾胃虚弱之外应。治以参苓白术散加味。参苓白术散原载于《太平惠民和剂局方》，此方主治"脾胃虚弱，饮食不进……伤寒咳噫"，有益气健脾、渗湿止泻之效。连教授临证常于原方之中加陈皮，以防补药之滞；因顾虑药房莲肉混有莲心，故常以芡实代之；大枣合鸡内金亦称枣金散，一补一消，补而不滞；又佐以紫苏叶，行气宽中，即鉴于柯韵伯"补中之剂，得发表之品而中自安"之理论。患者服药7剂，嗳气好转，加党参、大枣、山药之量，以增补益之功。三诊嗳气已瘥，又见新症，脾肾双补，随证治之，以竟全功。

第三章

四川名医陈绍宏

第一节 名医简介

陈绍宏，男，1942年4月出生，成都中医药大学教授、主任医师，全国名老中医传承博士后指导老师。1966年毕业于成都中医学院医学系，享受国务院政府特殊津贴，第四、六批全国老中医药专家学术经验继承工作指导老师，国家中青年有突出贡献专家，首届全国名中医，全国卫生系统先进工作者，四川省学术和技术带头人，四川省首届十大名中医，四川省首届名中医，四川省劳动模范，四川省卫生计生首席专家。

他长期致力于中医药治疗急诊内科疾病（包括疑难杂病）的研究，在学术传承上注重中医理论与实践相结合，秉承"继承不泥古，发扬不离宗"的思想；临证中注重辨证与辨病的关系，强调"辨病不言证，辨证不言病"的原则；用药上遵循"方从法出，法随证立"的原则，提出"成方配伍，以方论治"的准绳；经过40多年的临床实践，在应用中医药治疗中风病（单纯应用中医药治疗急性脑出血、脑梗死）、外感发热（尤其是甲流等病毒性感染、急性化脓性扁桃体炎、咳嗽等）、内伤发热（再障、肝硬化、肺纤维化等）、呼吸系统疾病（尤其是顽固性咳嗽、支气管扩张咯血、肺心病急性期等）、消化道疾病（胃及十二指肠病变、胆囊炎、胰腺炎，消化性溃疡和出血性胃炎等）、冠心病（包括心绞痛、心律失常、心衰）等疾病方面总结和归纳了一系列行之有效的临床治疗方案和筛选出有效方药，形成了独特的中医治疗内科疾病的辨证思维和治疗经验。

针对中风病急性期，提出"元气亏虚为本，虚生瘀、瘀生痰、痰化火、火生风"的核心病机理论，制定"复元醒脑、逐瘀化痰、泄热息风"的治法，拟定方药制成院内制剂"中风醒脑液"，从 1989 年开始在医院使用，近 3 年共产销 13 万余瓶，所创造的经济效益一直居院内制剂首位。其"用于治疗脑血管疾病的组合物及其制备方法和应用"获得国家发明专利；制定的出血性中风诊疗方案于 2009 年由国家中医药管理局组织在全国 33 家单位验证，结果显示能明显降低脑出血患者的病死率和致残率。

根据"有形之血不能速生，无形之气所当急固"的理论，制定"益气摄血法"，拟定"甘草人参汤"治疗消化性溃疡所致上消化道大出血疗效肯定、优势明显，并撰写了国家中医药管理局血脱（上消化道出血）的中医诊疗方案和临床路径。

在遵循仲景学说基础上，提出"重三经，定四型"的新理论，应用系列经方治疗感染性发热疾病取得满意疗效（涉及 19 个病种）。其中针对外感发热的抗高热 1 号方开发成新药"散寒解热口服液"上市，被卫生部（现国家卫生健康委员会）《流行性感冒诊疗指南（2011 年版）》和国家中医药管理局外感发热临床路径采用。制定的急乳蛾（急性化脓性扁桃体炎）中医诊疗技术和临床路径被国家中医药管理局采纳。

先后主持包括"八五"国家科技攻关计划、"十一五"国家科技支撑计划、国家新药研究基金、国家自然科学基金在内的国家级项目5项，省部级项目6项，国际合作项目2项。先后获部省级科技进步二等奖4项，厅局级科技进步一等奖1项、二等奖2项；新药证书1项，国家发明专利1项。主持国际学术会议2次（与美国耶鲁、波士顿大学医学院共同举办），并多次接受耶鲁大学邀请访美进行学术交流活动。

陈绍宏教授是我2001年至2004年读博士研究生期间的导师，陈老师为人正直、做事踏实，虽已年逾古稀，仍然孜孜不倦、辛勤耕耘在临床、教学、科研一线，为我们年轻人树立了榜样。

第二节　学术思想

一、四诊合参，尤善望诊

四诊，是中医诊病的重要手段。望诊可观察到病人全身和局部的神色形态变化，以了解病人的一般情况；闻诊可通过病人的声音、语言、呼吸、咳嗽、嗳气、太息、喷嚏、气味等判断正气盈亏和邪气盛衰；问诊通过询问可了解到病人主观最不适的感受，以及疾病发生和发展的过程；切诊通过对脉象和脘腹、手足以及其他部位的切按以了解病人身体内外变化和体质情况。故四诊在疾病的诊疗过程中都非常重要，缺一不可。临床医生常重问诊而轻望诊，实际上望诊对辨证同样有重要指导作用，如面色萎黄、无华、晦暗、苍白、㿠白都蕴藏不同的病机。陈教授临床非常重视望诊，"望而知之谓之神"，他经常通过对病人形体肥瘦，面色、表情，衣着厚薄，步态的观察而正确判断病人体质、虚实，很多病人尚未叙述病情，他即通过望诊而较准确判断出病人主观症状，可见望诊的重要性。

二、详细问诊，辨证精确

陈老师认为，"证"即西医的一个疾病在其发生发展过程中某一阶段所处的病理状态。对于"证候"陈教授有其独到的见解。他认为，所谓"证候"即患者的自觉症状和体征的综合，如"口渴"属于症状，而"口渴不欲饮"则是证候，又如"腹痛"是症状，而"腹痛喜按或拒按"则是证候。症，疾病中表现的各个症状，中西医都有，而证候则唯中医所言，中医的辨证是以证候为依据，而不是以症状为依据，问诊应充分体现证候，不能只问症状，如病人诉口渴，必需仔细询问是否喜饮，是喜热饮还是喜冷饮。故陈教授反复强调，问诊要详细、准确，注意辨证精确。

三、成方配伍，以方论治

"方从法出，法随证立"，辨证是确立治法的基础，治法是遣药组方的原则，而方剂则是体现和完成治法的手段。经过历代医家的锤炼，总结出许多行之有效的成方，他们配伍精良，是辨证用药的基础，每一首方都是一定治法的代表，如麻黄汤、桂枝汤均为治疗外感风寒的处方，但麻黄汤发汗解表，宣肺平喘，用于太阳伤寒表实证，而桂枝汤则解肌发表，调和营卫，用于太阳中风表虚证，两者有所不同。此外，相似方剂配伍有协同作用，如脾虚患者往往气虚、湿盛、气机不畅诸证共见，治法为健脾利湿、补中益气、理气止痛，恰为参苓白术散、补中益气汤、香砂六君子汤三方合用体现的法。陈老师临床善用成方配伍治疗疾病，其处方精练、重点突出，常常数味药中即包含若干成方，不失为一大特色。如陈教授治疗一位27岁女性自汗患者，辨证后处方，药用：黄芪30g，桂枝15g，赤芍、浮小麦各 30g，防风 15g，炒白术 30g，麻黄根 15g，大枣 30g，生姜、甘草各 10g。10 味药中，即包含有黄芪桂枝五物汤、玉屏风散、甘麦大枣汤 3 首方剂；又如治一带下病，经辨证后处方，药用：桂枝、茯苓各 15g，炒白术 30g，干姜 15g，党参、赤芍、大枣各 30g，生姜、甘草各 10g。9 味中含有苓桂术甘汤、桂枝汤、甘草干姜汤、干姜苓术汤、理中汤 5 首方。以上治疗均取得了显著疗效。

四、专病用专方，辨病不言证

陈教授认为，西医的病有完整的发生、发展及预后的全过程，而中医则只言"证"，不言"病"。他认为，西医对病的诊断含有预后，如慢性左心衰竭的诊断预示患者预后不良，而中医病名喘证、水肿虽是对同一病人的诊断，但却不能预示病情的预后，陈教授临床善用辨病与辨证相结合，辨病则不言证，同样辨证也不考虑病，病证结合。

在长期的临床实践中，陈教授认为，许多疾病的病理过程多能用中医的一证概括，从而总结出许多专病专方。

1. 深部霉菌或二重感染　辨证为湿热内蕴或脾虚湿盛，治疗实证以苦寒燥湿为法，方宜苦参汤、二妙散、泻心汤加白鲜皮；虚证兼以益气健脾，前方加香砂六君子汤。

2. 急性胃肠炎　辨证为寒热互结，气机阻滞，治以和胃降逆，开结除痞，方宜半夏泻心汤合半夏厚朴汤；若伴腹痛可加芍药甘草汤。

3. 血小板减少性紫癜、再生障碍性贫血　辨证为肾精亏虚，治以补肾填精，方宜龟鹿二仙胶或合参芪四物汤、胶艾四物汤，冲服三七粉 2g。

4. 急性尿路感染　辨证为湿热下注，治以清热、利湿、解毒；方宜龙胆泻肝汤合五味消毒饮，后期可选八正散。

5. 急性牙龈炎 辨证为胃热上逆，治以清散胃热；方宜清胃散合川芎茶调散。

6. 自主神经功能紊乱 辨证为心气不足，心失所养，治以养心安神，方宜桂枝加龙骨牡蛎汤合甘麦大枣汤。

7. 慢性阻塞性肺病急性发作 辨证为肺脾气虚，痰浊内蕴，治以宣肺化痰、益气健脾，方宜三拗汤、瓜蒌薤白半夏汤、香砂六君子汤；若有水肿可加苓桂术甘汤。

8. 急性扁桃体炎 辨证初期为风热毒邪，上壅头面；后期为痈疡脓成，气血亏虚。治以初期清热解毒，疏风散邪；后期托毒溃脓。方宜初期用普济消毒饮，后期用透脓散。

9. 冠心病 辨证：实证为气滞血瘀，虚证为气血亏虚，瘀血内停。治法：实证活血化瘀，理气止痛；虚证补益气血，兼以活血化瘀。方宜实证用膈下逐瘀汤，虚证用十全大补汤加丹参，无论虚实均配以人参山楂饮（陈教授自拟处方，药用红参 10g，生山楂 30g 代茶饮）。

10. 急性胆囊炎、胆道蛔虫症 辨证为湿热内蕴；治法清热化痰、利胆和胃；方宜黄连温胆汤，重用乌梅 30g。

11. 支气管扩张咯血 辨证：实证为肝经湿热上扰，肺络受损；虚证为阴虚火旺，肺络受损。治法：实证清泻肝经湿热，兼以止血；虚证滋阴润肺，兼以止血。方宜实证用龙胆泻肝汤合仙鹤草、白茅根、侧柏叶；虚证用百合固金汤合仙鹤草、白茅根、侧柏叶。

12. 肋间神经痛 辨证为气滞血瘀；治以活血化瘀、理气止痛；方宜膈下逐瘀汤合川芎茶调散。

13. 慢性肾功能衰竭 辨证为肾阳不足，水肿内停；治以温补肾阳，利水消肿；方宜济生肾气丸。

14. **急性肾功能衰竭（多尿期）**　辨证为肾气不足，不能约束水液；治以补肾敛遗；方宜桑螵蛸散、缩泉丸、金锁固精丸。

15. **上消化道出血（不包括癌性出血）**　辨证为气虚血脱；治以益气摄血；方宜甘草人参汤（系陈教授自拟方，药用甘草60g，红参30g，白及30g）。

16. **老年瘙痒症**　辨证为血虚生风，血热生风；治以益气补血，凉血疏风；方宜参芪四物汤合凉血四物汤加紫荆皮、夜交藤。

17. **胃源性头痛**　辨证为胃经虚寒，浊阴上逆，治以温中降逆；方宜吴茱萸汤，若有消化不良，可合理中汤或香砂六君子汤；若伴胃痛，则合理中汤加荜茇。

中医学有几千年的悠久历史，有着取之不尽、用之不竭的宝藏，而陈老师毫无保留地将几十年的临床经验授予大家，其良苦用心，还望大家用心体会。

第三节　典型案例

一、脏躁症

柳某，女，38岁。

现病史：患者平素性格内向易生闷气。2个月前因故心情一直抑郁，恐惧，精神恍惚，屡治无效（具体治疗不详）。今见患者沉默寡言，目光呆滞，善虑多疑，表情冷淡，时时悲伤欲哭，并常深居简出，不愿见人，夜卧多梦善惊，烦躁不宁，似有鬼神而啼哭。查见面色萎黄，舌质淡、苔薄白，脉细弱。

中医辨证：气血两虚，气郁痰阻。

治则治法：益气养血，理气化痰。

处方：十全大补汤合甘麦大枣汤加味。

炙黄芪 30g，党参 30g，炒白术 15g，茯苓 10g，当归 20g，熟地黄 15g，川芎 10g，白芍 15g，肉桂 2g，浮小麦 30g，炙甘草 6g，大枣 30g。7 剂，水煎服，每日 1 剂。

二诊：诉服药期间诸症状减轻，情绪较稳定。但停药后又易于激动，烦躁不宁，见脉症基本如前，故加强重镇安神之品，今加珍珠母 30g，先煎。煎服法同前。

连续治疗 1 个月后诸症均缓解。

按：《金匮要略》中有"妇人脏躁，喜悲伤欲哭，象如神灵所作，数欠伸，甘麦大枣汤主之"。心主神明，心血虚损则心神仿佛有如神灵焉！此例患者之症状属于气血不足、血不养心、神不守舍，故见精神恍惚、善虑多疑等症。陈老师认为，临证一定抓住疾病本质，不可人云亦云，辨证时舌苔脉象是疾病的真实反映。

二、低血压

张某，女，21 岁，学生。

现病史：因"反复头晕、心悸 2 年，加重 10 天"就诊。曾反复测血压均在（90～82）／（60～50）mmHg。刻下症见：头昏乏力、心悸怔忡、夜寐不安。查见面色㿠白，舌质淡、苔薄白，脉弱。测血压 80/52mmHg。心电图未见异常。化验血常规：血红蛋白 120g/L，白细胞计数 5.6×10^9/L。

中医辨证：气血不足。

治则治法：补益气血。

处方：十全大补汤加味。

黄芪 30g，党参 30g，炒白术 15g，茯苓 10g，当归 20g，

熟地黄 15g，川芎 10g，白芍 15g，肉桂 2g，炙甘草 6g。7 剂，水煎服。同时加服龟鹿二仙膏。

二诊：服药后心悸头昏明显减轻，测血压 90/60mmHg，嘱其继续服用本方。服之月余，诸症均愈。

按：低血压中医辨治大多认为属于气阴两虚、肺肾阳虚等，但是陈老师多从气血两虚辨治，常用十全大补汤加减治疗，每每取效。

三、干燥综合征

林某，女，36 岁，工人。

现病史：因"口干乏力 5 年"就诊。曾经在四川省某医院确诊为"干燥综合征"。刻下症见：口干咽干、倦怠乏力、皮肤干燥，常伴有乏力、短气、腹胀、纳差、便溏等。

中医辨证：气阴两虚。

治则治法：补益气血，滋阴生津。

处方：十全大补汤加味。

黄芪 30g，党参 30g，炒白术 15g，茯苓 10g，当归 20g，生地黄 15g，川芎 10g，赤芍 15g，肉桂 2g，炙甘草 6g，炒扁豆 30g，六神曲 30g，大枣 10g，生姜 6g。

二诊：服上方 7 剂后口干乏力减轻，但仍然大便溏薄，原方加芡实 15g、金樱子 20g，生地黄改为 10g，当归改为 15g，继续服 7 剂。

三诊：自诉服上方后大便成形、进食增加。守上方继续服 14 剂。

四诊：半个月后就诊，上述症状均逐渐改善。

按：干燥综合征是一种侵犯外分泌腺体尤以侵犯唾液腺和泪腺为主的慢性自身免疫性疾病，主要表现为口、眼干燥，也可有多器官、多系统损害。受累器官中有大量淋巴细胞浸润，血清中多种自身抗体阳性。一般认为，干燥综合征属中医学"燥证""痹证"范畴。本病是由燥邪损伤气血津液而致阴津耗损，日久阴损及气，形成气阴两虚。况津血同源，阴虚血涩，瘀血痹阻，阻塞脉络。日久燥盛成毒或阴虚化热，热蕴成毒，形成虚、瘀、毒交互为患，致使脉络损伤，窍道闭塞，脏腑受累。然而陈老师认为，口干未必都是阴虚火旺之象，也有为气血亏虚、津不上呈所致。正如《类证治裁》所说"燥有外因、有内因……因于内者，精血夺而燥生"，提示精血亏虚是内燥的根本。其认为内燥之质以阴虚津亏为本，阴虚津亏之源则在于精血不足。此例乃典型病案，所以用补益气血收到了较好的疗效。

四、发热

李某，男，46 岁，干部。

现病史：因"发热 15 天"就诊。15 天前因"咳嗽咳痰伴发热"收入呼吸科，当时测体温 39.6℃。化验血常规：白细胞计数 11.66×10^9/L，中性粒细胞百分比 90.33%。胸片提示：两肺纹理增粗。诊断为"急性上呼吸道感染"，给予抗感染（具体用药不详）治疗 7 天后，体温下降至 37.2~37.6℃。复查血常规：白细胞计数 3.6×10^9/L，中性粒细胞百分比 71.33%。

中医辨证：气血不足。

治则治法：补益气血，甘温除热。

处方：十全大补汤加味。

黄芪 30g，党参 30g，炒白术 15g，茯苓 10g，当归 20g，生地黄 15g，川芎 10g，赤芍 15g，肉桂 2g，升麻 10g，柴胡

12g，炙甘草 6g。

　　按：此例患者本次患病，初期为急性上呼吸道感染，经抗感染治疗后感染得以控制，但是机体正气亏虚，需补益气血。如《太平惠民和剂局方》曰："诸虚不足，五劳七伤，不进饮食；久病虚损，时发潮热……十全大补汤主之。"又曰："一切病后，气不如旧，……十全大补汤主之。"

　　【讨论】以上 4 则案例，虽然疾病不同，但是治法、方剂都相同，此可谓"异病同治"。十全大补汤来源于宋代《太平惠民和剂局方》，系由补气剂四君子汤与补血剂四物汤组成八珍汤，再加入黄芪、肉桂而成，是中药补益剂的代表方剂，具有补气益血、温肾阳、滋肾阴等功能，临床上用于诸虚不足之证。该方是治疗男女诸虚不足，如面色㿠白、身乏体倦、腰膝酸软、脉细弱无力等症的经典名方，有益气补血、增强新陈代谢、提高机体免疫力的作用，并具有抗癌作用。

第四章

江南名医杨少山

第一节　名医简介

杨少山（1923—2019）系杭州市中医院内科主任中医师，第二批全国老中医药专家学术经验继承工作指导老师。杨老潜研岐黄之道六十余载，临床经验丰富，尤精于脾胃病的诊治，并且对中药的药性理论有独到见解。笔者有幸于 2009 年每周五上午师从杨老侍诊近一年，后派自己的研究生随诊学习，均获益匪浅。

第二节　学术思想

一、用药轻柔，顾护脾胃

脾胃者，气血生化之源、后天之本矣。《医宗必读》云："一有此身，必资谷气，谷入于胃，洒陈于六腑而气至，和调于五脏而血生，而人资之以为生也，故曰后天之本在脾。"脾胃属土也，生万物而法天地，治中央，为人身之枢纽，灌溉四旁。老年患者常有多个脏腑功能衰减、易正虚邪实的病理特点，使得诊治疾病头绪繁复，难以入手。因此，调理好脾胃，疏通一身之枢纽，是治疗老年性疾病成功与否的关键。良药下咽，胃即纳之。若脾胃虚弱，不但不能操纵使药行，反而会使服下之药不治已病反生他病，所以有"脾胃亏损药不运，纵有名医陷入坑"之说。

杨老临证时注重顾护脾胃功能，主要体现在两个方面：其一，慎用苦寒伤胃之品，即使必须要用也比常用量偏小；其二，泻实补虚均不忘顾护脾胃，常常在方中加入炒谷芽、炒麦芽、炒神曲等健脾消食之品，以助其健运。

二、药味难服，调之以甘

中药汤剂大多味苦，气味难闻，口感较差。若老年患者脾胃功能不好，或需长期服药，药味难服，常常会使脾胃更伤，甚至出现服药后即感恶心、呕吐、食欲更差等一系列问题。杨老认为解决此类问题的关键是使胃能纳药，因此，在处方用药时尽可能选择一些性味甘淡或纯正之品。另外，在药味剂量搭配上，尽可能突出甘味药的剂量如炙甘草、九制陈皮、金橘饼等，以胃能纳、脾能运为第一步，不求速效，先巩固好脾胃，为进一步治疗打好基础。

杨老曾治一位患者，呕吐腹泻不止，四肢冰冷，舌红、苔少，诸药不纳。他取乌梅丸化裁，重用乌梅、炙甘草，而黄连、黄柏、干姜等药只用几分，再以灶心黄土煎汤代水熬药，缓缓送服，突出酸甘之味，患者喜纳药而获效。此案值得学习和体会。

三、运补兼施，动静结合

杨老认为，老年脾胃病纯虚者有之，但多为虚实夹杂，即使属纯虚证，治疗时也不可妄投补剂，否则可致气机壅滞，而生中满、溏泻变证。用药应运补兼施，动静结合，方可补脾而不碍运，攻邪而不伤正。如在补气养血滋阴之党参、黄芪、白术、山药、当归、阿胶、熟地黄、麦冬等药中，适当佐以运脾、消导之茯苓、陈皮、制半夏、麦芽、神曲等；在理气导滞运化方中，又佐以补养脾胃之品，以防其耗气伤阴。只有补中寓消，消中寓补，动静结合，方可取得满意疗效。

四、老年脾胃病用药禁忌

1. 防苦寒败胃 苦寒药一般具有清热泻火、解毒燥湿的作用，若属胃火蕴结而致脘痞呕逆，阳明腑实之腹胀便秘，正宜用苦寒的黄连、大黄之属，以清胃降逆，泻热通便。左金丸、泻心汤、三承气汤则为常用之剂，但用苦寒须谨防苦寒太过，败伤胃气，化燥伤阴。《素问·生气通天论》云"味过于苦，脾气不濡，胃气乃厚"，故仲景在小承气方后注"若更衣者，勿服之"，大承气汤后注"得下，余勿服"。杨老认为临床上如遇脾胃有热者，清热不能过用苦寒药。如应用大黄、黄芩、黄连、黄柏、栀子、龙胆草等苦寒之品时要特别小心，应注意时时顾护胃气，防苦寒败胃可用蒲公英、白花蛇舌草、夏枯草等清热而不伤胃之品。如舌质红、舌苔黄腻之湿热为患者，可用茵陈配伍法半夏、藿香、佩兰、白蔻仁等芳香快胃之品，以助药力。

2. 忌辛散耗气 辛味药物善走散，一般具有发散行气的作用。若属脾胃气滞、血瘀、湿阻、食滞之证，用之虽然对证，但过用、久用、重用则辛散过度，必然耗伤正气。而胃气虚、胃阴虚之证，就更忌辛温香燥之品，非但耗气，更能伤津。杨老认为于辛散药中适当配伍酸敛药，可除辛散耗气之弊而专事行气之功，他常以广木香、春砂仁、台乌等辛散药配合白芍等酸敛之品。如出现血虚、血瘀之证需要补血、活血时，杨老也少用当归，认为当归太过辛散，即使要用，也要与白芍配合使用，以防当归辛散太过而耗伤气血。

3. **慎甘温滞中**　甘温可补脾气，但太过甘温则易滞中。杨老认为在甘温药中可少佐行气药以消滞。他常用的方剂如：补中益气汤，方中配升麻、柴胡以升举清阳，陈皮以理气助运；升阳益胃汤中加羌活、防风以鼓动胃气；异功散用陈皮以理气健脾；六君子汤中用陈皮、法半夏以健脾理气化痰；七味白术散中用木香以行气导滞；参苓白术散中用砂仁和胃醒脾、理气宽胸；归脾汤中用木香健脾理气等。杨老以上用药方法均深得脾胃用药须补而勿滞之奥妙。

五、补脾健胃，醒字当先

老年患者易脾胃受损，气机不畅，湿邪内聚，往往有脘腹胀满、进食无味、纳呆纳差等症。虽然健脾和胃除湿等治疗较为稳妥，但笔者在临床中体会到，在治疗上述疾病时若以醒脾为关键，则可较快恢复患者的食欲，从而提高疗效。杨老在处方时常取炒香瓜仁、炒香枇杷叶、九制陈皮、金橘饼、玫瑰花、代代花、甘松、绿萼梅等清香灵动之品。如其自拟的醒脾流气饮，以冬瓜仁、九制陈皮、玫瑰花、甘松、白蔻仁、乌梅合方，用以治疗老年脾胃疾病，多获良效。

第三节　用药特点

一、党参配白芍打底方

党参味甘性平，有健脾益气、补血生津之功，是杨老治疗脾胃病特别是慢性脾胃病中最常用之药。杨老曾说：治慢性病若懂培土一法，常可峰回路转，得心应手。他认为慢性脾胃病的病因多为脾气亏虚、无力运化，且脾胃为气血生化之源，脾胃病日久，病人气血多不足，因此治疗慢性脾胃病需以扶正为主，不可一味攻伐。肝主疏泄，喜条达而恶抑郁。肝木不疏，则最易横逆犯脾胃而发为嗳气、胃脘疼痛。白芍柔肝和血、缓急止痛，配伍党参，最适用于肝气犯脾、久病胃痛之症。临证中，若病人纳食不馨、大便溏薄，杨老多加茯苓、炒白术、炙甘草、炒白扁豆增强健脾化湿之功；若病人口苦嗳气、大便不调，杨老则多加柴胡、香附、郁金、佛手片增强疏肝理气之力。

二、槐米配无花果愈溃疡

槐米即槐花未开之花蕾，具有凉血止血、清肝泻火之功。《本草纲目》中记载：无花果气味甘平，主开胃、止泻痢、治五痔。两药均为植物之花果，质虽轻味却厚，杨老认为两药都有促进胃及十二指肠溃疡愈合之功，两药相合而用效果更佳，且二者均入下焦，有止血之功，尤适用于溃疡伴出血者。

三、八月札配九香虫治胃痛

杨老认为：胃痛者纯虚者有之，但多为虚实夹杂，其中实证以气滞、血瘀者多见。气滞作痛者，柴胡疏肝散主之。但有胃痛日久、缠绵难愈者，病多已入血分，加八月札、九香虫愈之。八月札性平，有疏肝理气、活血止痛的功效。九香虫味咸性温，《本草用法研究》中述其"能理滞宣胸膈，咸温之物又能流通血脉耳"。两药相合而用，共奏理气活血止痛之效，但两药性偏温燥，用量不宜过大，以不超过15g为宜。

四、代赭石配姜半夏降逆气

嗳气一证，在慢性脾胃病中很常见。杨老认为此证的病因病机多责之于肝胃气机不和，治宜左金丸加紫苏梗。但临床上也有嗳气顽固不除，甚则呕吐难止者。遇此，杨老多投代赭石合姜半夏，每每获效。其中代赭石质重苦寒，能平肝降逆、凉血止血；半夏性味辛温，能消痞散结、降逆止呕。两药相伍，一寒一温，一入血一入气，药专力宏，能通降肝胃上逆之气。

五、葛根配乌梅止泄泻

目前临床急性泄泻多归于肠道门诊，求助于中医者多为慢性泄泻或腹泻后脾胃功能失调。杨老认为慢性泄泻虽有肝气乘脾、脾胃虚弱、肾阳虚衰之分，但证型之间多相互错杂，而成本虚标实、中寒下热之证。在治疗上杨老多投升阳止泻之葛根，配伍敛阴涩肠之乌梅，两药一升一涩，阴阳相用，有升清生津止泻之功，投以慢性泄泻病人中常可一剂知二剂已。

第四节　典型案例

一、胃脘痛

吴某，女，41 岁，工人，2011 年 3 月 15 日初诊。

现病史：半年前始中脘胀痛、嘈杂不舒，日渐加重，现症见嗳气胸闷、口苦纳减，二便正常，查见舌红苔薄白，脉弦。3 月 11 日胃镜提示：慢性浅表性胃炎伴糜烂，幽门螺杆菌（-）。

中医辨证：脾胃不和。

治则治法：健脾理气，和胃止痛。

处方：四君子汤合左金丸加味。

炒党参 15g，杭白芍 15g，炙甘草 6g，制香附 10g，佛手片 6g，炒川黄连 3g，吴茱萸 2g，紫苏梗 10g，乌贼骨 15g，煅瓦楞子 15g，槐米 15g，无花果 15g，绿梅花 10g，炒谷芽 15g，炒麦芽 15g，佩兰 10g，大枣 10g。7 剂，水煎服。

二诊：服上方 7 剂，胃胀减轻，胃纳好转，时有胃痛，胸闷较舒，舌红苔薄，脉弦，脾胃功能渐调。原方去制香附、佛手片，加八月札 10g、九香虫 10g、川楝子 10g、延胡索 6g，继用 7 剂。

三诊：胃痛减，大便成形，效不更方，守上方 14 剂巩固疗效而收功。

按： 脾胃同为后天之本，需协调而用。杨老在临证时始终强调和法为先，分清标本虚实辨证施治。他对于药对的配伍组合和临床运用都有自己独到的体会。

二、慢性萎缩性胃炎伴腺体肠腺化生及增生案

关某，男，33 岁，2018 年 8 月 31 日初诊。

主诉：上腹痛伴反酸、烧心 10 余年。

现病史：患者因饮食不节，近 10 年来上腹部不适，时有疼痛、烧心、反酸、嗳气、呃逆，咽部不适，有异物感，上腹疼痛时服用"奥美拉唑肠溶胶囊""果胶铋"后症状有所缓解，停用时则症状反复。某医院经胃镜检查提示慢性萎缩性胃炎伴疣状增生、糜烂。病理检查报告提示"胃窦活检"黏膜慢性萎缩性炎（活动性）伴局灶腺体肠腺化生及增生，患者要求中医治疗。现症见：胃痛、反酸、烧心、嘈杂、纳食少，大便不畅，舌质红，苔厚腻，脉沉。

西医诊断：慢性萎缩性胃炎伴增生、糜烂。

中医诊断：胃脘痛。

中医辨证：脾胃虚弱，胃气不降。

治则治法：健脾益气，和胃降逆。

处方：六君子汤加味。

党参 15g，苍术 15g，茯苓 15g，炙甘草 3g，厚朴 15g，陈皮 15g，清半夏 12g，草豆蔻 15g，白及 6g，海螵蛸 15g，煅瓦楞子 15g，吴茱萸 6g，黄连 3g。7 剂，水煎服，日 1 剂，早晚分服。

二诊（2018 年 9 月 7 日）：患者自述服用上方后，烧心、反酸减轻，但上腹胀满不适，大便不畅，舌质淡苔厚腻，脉沉。上方加青皮 15g，木香 10g，再服用 10 剂。

三诊（2018 年 9 月 21 日）：服用上方后，症状已明显减轻，但感胸闷不适，疼痛，纳食差。上方加丹参 15g，乌药 10g，继续服用 10 剂。

四诊（2018 年 10 月 12 日）：患者自述服用上方后，症状基本消失，嘱其继续服用上方 10 剂，巩固疗效。

五诊（2019 年 1 月 18 日）：患者自述停药 3 月余，情况良好，无不适，近来因饮食不规律，饮酒，食辛辣后出现胃脘隐痛，上腹部灼热，食少纳呆，嗳气，反酸，胸骨后疼痛，咽部有异物感，吞咽不畅，乏力，身困，舌质淡，苔白腻，脉沉。2019 年 1 月 15 日复查胃镜报告提示：慢性胃炎疣状增生并胆汁反流。病理检查报告提示（胃窦）黏膜慢性-重度萎缩性炎。据此辨证为脾胃虚弱、湿阻中焦，治宜健脾益胃、温中祛湿，方选六君子汤加减。方药：党参 15g，炒白术 12g，茯苓 15g，炙甘草 6g，枳壳 10g，陈皮 15g，清半夏 12g，香附 15g，砂仁 6g，草豆蔻 15g，白及 6g，吴茱萸 6g，浙贝母 15g，海螵蛸 15g。7 剂，水煎服，日 1 剂，早晚分服。

六诊（2019 年 1 月 28 日）：患者服用上方后，诸症均减轻，现大便溏，肛门有下坠感，舌质淡，苔厚腻，脉沉，上方加黄连 3g，继服 7 剂。

七诊（2019 年 4 月 1 日）：患者服上方后症状基本消失，停药 2 月余。近来时感上腹疼痛、烧灼，乏力，身困，心烦失眠，易生气，两胁下不适，面色无华，舌质淡苔白，脉沉。考虑患者现在证属心脾两虚、肝郁气滞，以补益心脾，疏肝和胃为治法，用归脾汤加减。方药：党参 15g，炒白术 12g，生黄芪 30g，当归 12g，炙甘草 3g，茯苓 15g，远志 10g，炒酸枣仁 15g，木香 15g，川芎 15g，柴胡 10g，白芍 15g，陈皮 15g，刘寄奴 12g。14 剂，水煎服，日 1 剂，早晚分服。

患者用上方加减治疗 2 月余，症状基本消失。于 2019 年 11 月 4 日复查胃镜，报告提示慢性萎缩性胃炎（轻度），病理诊断提示（胃窦）黏膜慢性活动性中度萎缩性炎。

以上病案均为西医诊断明确，治疗重在中医辨证与辨病相结合，辨证准确，用法得当，患者临床症状消失。复查胃镜，证明中医可以使胃黏膜伴肠化增生逆转，说明中药治病行之有效，如不正确治疗，胃黏膜肠化增生很有可能向恶性疾病发展。

按：慢性萎缩性胃炎，其发病率随着年龄的增长而升高，该病与胃癌的发生有一定的关系。根据慢性萎缩性胃炎的临床表现，应属于中医的"胃脘痛""痞满""嘈杂""嗳气"等范畴。关于其发病原因，中医认为中焦虚弱和肝气郁结是本病发生的主要原因。胃气主降，脾气主升，一升一降形成气机之枢轴，"清阳升则善消磨，胃气降则渣滓下传而为粪"。肝主疏泄，可以调畅脾胃的气机，使其很好地发挥气机升降之功能，若肝气郁结，则导致脾胃升降之机紊乱，症状丛生。"治病必求其本。"根据辨证，在治疗其病本外，对于腑气不通予以治疗，这样可增强治本之功。

由病案一来看，患者表现为脾胃虚弱，胃气不降，治宜健脾益气，和胃降逆，应用四君子汤合左金丸加味治疗，收到良好效果，最后采用加强补脾之剂以善其后，临床症状全消。病案二表现为脾虚肝木乘之，给予补脾、养血、升脾降胃之法，分别应用了四君子汤、六君子汤、归脾汤等健脾养胃等方剂，收到了较好的效果。

（本文节选自《浙江中医杂志》，2012 年 47 卷第 3 期 167—168 页）

整理者余凯（1988—），毕业于浙江中医药大学（2012 年硕士、2018 年博士）目前就职于浙江省中医药研究院，硕士导师何迎春，跟师时间 2009 年 9 月至 2012 年 6 月，发表论文 6 篇，专著 1 部。硕士毕业论文：老年 2 型糖尿病与轻度认知功能障碍的相关性研究。

第五章
西北名医邱根全

第一节　名医简介

邱根全，主任中医师，教授，陕西省名中医。他曾任西安交通大学第一附属医院中医科主任，现任西安交通大学医学院中西医结合研究所所长。他曾先后获省、部级科研课题10余项，成果奖5项，参编全国统编教材两部，专著10部，发表论文50余篇。他从事中医临床、科研、教学40余年，积累了丰富的医疗经验，精通内科、妇科及各种疑难杂症的治疗，尤擅长脾胃病、肿瘤、脑血管病等的治疗，并多次给国外医学学者讲学。邱根全在陕西省内外具有很高的知名度和影响力，是陕西省脾胃病专业学术带头人。

邱老师是笔者硕士研究生导师，自1997年9月至2000年7月随其学习3年，其间跟师邱老师每周2次专家门诊，受益匪浅。

第二节　学术思想

一、倡导六腑以通为用

邱老师对《素问·五脏别论》中"六腑以通为用、以降为顺"的理论领会深刻，经常强调"六腑以通为用""以通为补""以降为顺"，临床除了应用于便秘、胁痛、恶心、呃逆、嗳气等病之外，还应用于咳嗽、发热、眩晕、头痛等诸多疾病，但凡辨证属于腑气不通者均可以广泛应用，甚至五脏实证亦频频使用泻法，此所谓"脏实泻其腑"也。当然，六腑病症亦有虚证，如胃气虚、膀胱虚寒等。因此，临床上对于六腑病症的治疗不可拘泥于"六腑以通为用"的理论，如六腑的虚证，应当注重辨证求因、审证论治，勿犯虚虚实实之戒。如此，补虚泻实、扶正祛邪，方达到治病求本、调整虚实的目的。

二、便秘属于升降失衡

便虽出于魄门，然需要气的斡旋，方能传导下行。邱老师认为恒用泻下类药物攻下，伤脾败胃，脾胃一伤则升清降浊功能失常，大肠传导之官失职，而成便秘。因为大肠功能正常行使，有赖于胃的降浊、脾的升清。脾胃升降功能正常有两层含义，即胃的降浊有赖于脾的升清、脾的升清有赖于胃的降浊，二者相辅相成，缺一不可。所以，邱老师治疗便秘常常使用黄芪、当归等补气，创建了"芪归升降汤"用于治疗药物依赖性便秘，方剂组成有黄芪、当归、升麻、枳实、厚朴等。他认为药物依赖性便秘是因虚致实，虚为气虚，治疗重在益气，所以重用黄芪益气健脾，有助于恢复气的推动功能和脾之运化功能，辅助以厚朴、枳实行气通便，升麻升提中气。

三、味觉异常当辨证论治

味觉异常是一种较常见的症状，它与局部和系统性疾病有关，其发病因素尚不明确，有关临床和生理研究较少。中医认为，味觉异常是由于脏腑之气偏盛或偏衰，而致其气上逸于口所形成。目前关于味觉异常患者体内无机离子、微量元素（锌、铁、铜）、pH 值、葡萄糖、总胆红素等与脏腑辨证的关系以及不同味觉异常患者脏腑辨证的关系研究甚少。

邱老师带领的团队研究结果显示，味觉异常与体内微量元素的缺乏有关，尤其是与体内锌、铁缺乏有关。苦味觉异常和酸味觉异常与血液中锌缺乏有关；淡味觉异常与体内铁缺乏有关，与其他微量元素无关。根据中医辨证，味觉异常患者可分为四型，即肝胆湿热型、脾胃湿热型、肝气犯胃型及脾胃亏虚型，其中肝气犯胃与肝胆湿热占 65.69%，说明肝主疏泄功能正常与否与味觉异常密切相关。苦味、酸味异常者多与肝胆湿热或肝气犯胃有关，而口淡无味则与脾胃亏虚有关。本研究的结论与西医学理论有相吻合之处。西医学认为，锌的转化吸收主要在小肠和肝脏完成。因此，若肝胆火盛，肝之疏泄功能失调，不能条达气机，则有碍胃肠对锌的吸收转化，在酸味、苦味觉异常患者的血液中可以测得锌缺乏。然而，口淡无味患者血清铁较低，较健康组有显著差异。西医学认为，高价铁（Fe^{3+}）变成亚铁（Fe^{2+}）需要维生素 C、果酸等物质参与，并有利于吸收。口淡无味患者一方面由于铁摄入不足，另一方面可能是脾胃运化失职，气血生化之源不足，方形成血清铁缺乏。

第三节　典型案例

一、慢性胃炎伴肠化案

胡某，女，52 岁，2017 年 3 月 2 日初诊。

主诉：胃脘痞满、嘈杂 10 年余，加重 1 周。

现病史：自诉 10 余年前因工作导致饮食不规律，逐渐出现胃脘痞满，食后较著，空腹时胃脘嘈杂、反酸，纳食一般，恶凉饮食。近 10 年来间断服用中药调理，有所好转，但易反复。1 周前因饮食不洁出现胃脘隐痛嘈杂，脘腹胀满，就诊于某医院。查胃镜报告：慢性萎缩性胃炎伴糜烂。病检报告：（胃窦小弯偏右壁）黏膜中度慢性炎，上皮轻度肠腺化生伴轻度非典型增生。患者要求中医治疗。现症见：时有胃脘痞满、嘈杂、疼痛、反酸及呃逆，纳食差，恶凉饮食，大便溏。舌淡红苔白腻，脉沉细。

西医诊断：慢性萎缩性胃炎伴肠化。

中医辨证：脾虚湿停，气滞血瘀。

治则治法：健脾利湿，行气化瘀。

处方：香砂六君子汤加味。

党参 15g，炒白术 10g，茯苓 15g，炙甘草 6g，香附 15g，砂仁 6g，高良姜 10g，延胡索 15g，莪术 15g，炒薏苡仁 30g，陈皮 15g，草豆蔻 15g，白及 6g，海螵蛸 15g。7 剂，水煎服，日 1 剂，早晚分服。

二诊（2017 年 3 月 16 日）：诉服药后胃脘隐痛、嘈杂、脘腹胀满均有所减轻，纳食增，上腹喜温怕凉，时有反酸，大便溏，舌淡红苔白，脉沉。继以上方为基础加煅瓦楞子 15g、山药 30g 以健脾制酸。7 剂，水煎服，日 1 剂，早晚分服。

三诊（2017 年 3 月 23 日）：诉服药后胃脘隐痛消失，空腹胃脘嘈杂感及食后脘腹胀满减轻，纳食一般，仍反酸，咽喉有异物感，咳之不出，咽之不下，二便正常。舌淡红苔白，脉沉滑。继以健脾利湿、行气化瘀为主治疗。

方药：党参 15g，炒白术 10g，茯苓 15g，炙甘草 6g，木香 15g，佛手 15g，香附 15g，砂仁 6g，草豆蔻 15g，白及 6g，海螵蛸 15g，煅瓦楞子 15g，莪术 15g，炒薏苡仁 30g，丹参 15g。7 剂，水煎服，日 1 剂，早晚分服。

四诊（2017 年 3 月 30 日）：诉服药后胃脘嘈杂、胀满症状均减轻，咽喉异物感减轻，纳可，仍时有反酸，晨起口苦，口干欲饮热。二便正常。舌淡红苔白，脉沉细。继以上方为基础，去佛手、木香，加柴胡 12g、黄芩 10g、清半夏 12g，继服 7 剂。水煎服，日 1 剂，早晚分服。

五诊（2017 年 4 月 6 日）：诉服药后口苦、口干缓解，咽喉异物感及反酸减轻，本周因饮凉出现胃脘痛，偶见胃脘嘈杂、脘腹胀满，纳食减，胃凉。二便正常。身困乏力。舌淡红苔白腻，脉沉细涩。治以健脾温阳，行气止痛。方药：炙黄芪 30g，炒五灵脂 15g，香附 15g，砂仁 5g，陈皮 15g，莪术 15g，草豆蔻 15g，白及 6g，海螵蛸 15g，煅瓦楞子 15g，高良姜 10g，刘寄奴 12g，木香 10g，柴胡 12g，黄芩 12g。6 剂，水煎服，日 1 剂，早晚分服。

六诊（2017 年 4 月 20 日）：诉服药后口干、口苦、反酸减轻，咽喉有异物感，胃脘痛消失，胃脘嘈杂、脘腹胀满不著，纳可，胃凉亦减轻。乏力好转，二便正常。舌淡红苔白，脉沉细。继以上方为基础，加丹参 15g、乌药 12g。6 剂，水煎服，日 1 剂，早晚分服。

七诊（2017 年 5 月 4 日）：诉服药后诸症悉减，现以治疗肠化生及增生为主，继以 4 月 6 日方为基础，去木香、柴胡、黄芩，加丹参 30g，乌药 12g，炒薏苡仁 15g。继服 6 剂后，制 3 个月浓缩丸以巩固疗效。

八诊（2017 年 9 月 21 日）：诉 1 周前复查胃镜提示慢性萎缩性胃炎，病理检查提示肠腺化生、增生消失。偶有饮食凉物后胃痛、胃胀，纳食可。二便正常。舌淡红苔白腻，脉沉细。治宜健脾燥湿，行气止痛。方药：苍术 15g，厚朴 15g，陈皮 15g，炙甘草 3g，柴胡 12g，枳壳 15g，白芍 15g，莪术 15g，丹参 30g，草豆蔻 15g，白及 6g，海螵蛸 15g，延胡索 15g，黄连 3g，浙贝母 15g。继服 7 剂，以巩固疗效。

二、慢性萎缩性胃炎案

贾某，男，50 岁，2010 年 7 月 21 日初诊。

主诉：胃脘灼热、胀痛 1 年余。

现病史：近 1 年来胃脘灼热、胀痛，呃逆、嗳气，腹部柔软，剑突下有压痛，按之则舒，纳食差，消瘦，口干欲饮，大便干燥，舌红少苔，脉细弦。胃镜检查诊断为萎缩性胃炎中度（幽门螺杆菌 Hp 阳性），肝肾功能以及血常规、尿常规、心电图检查基本正常。

西医诊断：萎缩性胃炎中度（Hp 阳性）。

中医辨证：胃阴灼伤，胃气不降。

治则治法：滋阴养胃，和胃降逆。

处方：益胃汤加味。

北沙参 15g，麦冬 15g，川楝子 10g，五味子 15g，代赭石 15g，谷芽 15g，麦芽 15g，延胡索 15g，炙甘草 12g，白及 6g，海螵蛸 15g，浙贝母 15g。7 剂，水煎服，日 1 剂，早晚分服。

二诊（2010 年 7 月 28 日）：胃脘灼痛明显减轻，呃逆减少，食欲增加，但食后胃仍不适，口干。舌质红，脉弦细。药用：北沙参 15g，麦冬 15g，玉竹 15g，谷芽 15g，麦芽 15g，陈皮 15g，枳壳 15g，白及 6g，海螵蛸 15g。15 剂，水煎服，日 1 剂，早晚分服。

三诊（2010 年 8 月 15 日）：服药后患者自觉症状明显减

轻，在上方基础上加浙贝母 15g、砂仁 3g。

服 15 剂后继续调治 3 月余，自觉症状全部消除，胃镜复查示慢性萎缩性胃炎，余无异常，Hp 转阴。随访半年，未见复发。

三、慢性萎缩性胃炎伴肠腺化生及腺体增生案

吕某，女，46 岁，2018 年 5 月 22 日初诊。

主诉：胃脘嘈杂、隐痛半年余，加重伴呃逆 1 周。

现病史：患者诉近半年来胃脘嘈杂、隐痛，空腹易出现胸骨后及胃脘部烧灼感，稍食不慎则有反酸。胃镜检查提示：慢性萎缩性胃炎伴糜烂。病理检查提示："幽门前区"黏膜慢性萎缩性胃炎，伴局限性腺体，肠上皮化生及腺体增生。一周前因生气，诸症加重。现症见：胃脘嘈杂、隐痛伴呃逆频，空腹及夜间加重，时有胸骨后及胃脘部明显烧灼感、反酸，脘腹痞满，食少纳呆，恶凉饮食。大便黏滞不爽，小便正常。舌暗苔白厚腻，脉沉弦。

西医诊断：慢性萎缩性胃炎伴糜烂。

中医辨证：湿困脾土，胃气不降。

治则治法：燥湿健脾，和胃降逆。

处方：平陈汤加味。

苍术 15g，厚朴 15g，陈皮 15g，炙甘草 3g，清半夏 12g，茯苓 15g，草豆蔻 15g，白及 5g，乌贼骨 15g，煅瓦楞子 15g，香附 15g，砂仁 6g，莪术 15g。7 剂，水煎服，日 1 剂，早晚分服。

二诊（2018 年 5 月 29 日）：诉服上方后胃脘嘈杂、隐痛、呃逆减轻，胸骨后及胃脘部烧灼感、反酸亦有改善，纳食增加，仍觉脘腹痞满、恶凉饮食。大便黏滞，小便正常。舌暗苔

白，脉沉弦。继以上方为基础加丹参 15g，乌药 12g，荜澄茄 15g。7 剂，水煎服，日 1 剂，早晚分服。

三诊（2018 年 6 月 5 日）：诉服上方后诸症明显减轻，效不更方，继服上方，14 剂，水煎服，日 1 剂，早晚分服。

四诊（2018 年 6 月 22 日）：诸症基本消失，偶有情绪不佳时出现胃脘痞满，以 5 月 29 日方为基础加柴胡 15g、郁金 15g，继服 14 剂以巩固疗效。

7 月中旬复查胃镜提示：慢性萎缩性胃炎；病理检查提示：轻度肠腺化生，较前好转。

四、便秘

张某，女，55 岁，2015 年 6 月 6 日初诊。

现病史：便秘 10 年，常服用苦寒泻下的大黄、番泻叶等中成药，曾在我科中医门诊求治，服药无效，其主要药味有生地黄、玄参、麦冬、火麻仁、瓜蒌、枳壳。伴见腹胀，大便五六日一行，便质干燥，如板栗状，努责排便，食欲正常，舌质淡红，苔薄白，脉沉。

中医辨证：气血不足，腑气不通。

治则治法：补益气血，理气通便。

方剂：芪归升降汤加味。

黄芪 60g，枳实 30g，（全）瓜蒌 30g，火麻仁 30g，玄参 30g，生何首乌 20g，当归 15g，厚朴 15g，苦杏仁 15g，莱菔子 20g，升麻 15g，大枣 10g。7 剂，每日 1 剂，水煎服用。

二诊（2015 年 6 月 14 日）：自诉现大便每日 1 次，便质正常，但量少，舌质淡红，苔薄白，脉沉。在上方基础上稍加调整，去何首乌，加入桃仁、柏子仁各 15g，又服 14 剂。

三诊：服 14 剂后症状消失，排便正常。嘱其注意饮食，定时排便，生活规律。继续服上方 14 剂。后随访未反复。

按： 该病例属于气血不足、腑气不通所致便秘，故首当补气，其次补血。黄芪、当归二者配伍，以求善补阳者，阴中求阳。脾升才能胃降，胃降才能脾升，二者相辅相成，缺一不可，治宜升清降浊。升麻升清，枳实、厚朴降浊。益气之黄芪与升阳之升麻配伍，体现了孙老施治的重要特点，脾胃同居中焦，为气机升降的枢纽，胃降浊功能的正常行使有赖于脾的升清功能，二者相辅相成，升清才能降浊，不能只降不升，否则就与脾升胃降的生理特性相违背。升麻剂量大者可用到 60g，以达到升清降浊之功。

五、胃胀

案 1： 李某。男，33 岁，2005 年 12 月 6 日初诊。

现病史： 胃脘胀痛不适 6 个月。6 个月前因饮食不当引起胃脘胀痛不适，纳差，并伴有嗳气等症状，自服健胃消食中成药，上症时轻时重，遂来我院门诊求治。2005 年 6 月 10 日胃镜检查及病理诊断为慢性萎缩性胃炎。曾服多潘立酮、西沙比利、奥美拉唑、平溃散等，但上症改善不著而求中医治疗。现感胃脘仍胀痛不适牵及两胁，伴有嗳气，反酸，纳差，近日口舌溃疡，大便秘结，5~6 天一行，舌质紫赤，苔黄厚，脉沉。

中医辨证： 肝胃不和，热阻中焦，腑气不通。

治则治法： 疏肝和胃，清热通腑。

处方： 四逆散加味。

柴胡、白芍、枳壳、厚朴各 12g，炙甘草、川黄连各 6g，吴茱萸 1.5g，煅瓦楞 30g，全瓜蒌 30g，决明子 30g。水煎服，日 1 剂，分 2 次口服。

二诊（2005 年 12 月 12 日）： 服上方 6 剂后纳食、嗳气、胃脘胀痛、反酸症状减轻，大便畅通，2 天一行，苔白，脉沉。上方去川黄连、吴茱萸，加党参、白术各 12g。继服 2 周，临床症状消失。

案 2：杨某，女，70 岁，2004 年 10 月 14 日初诊。

现病史：患者于 4 个月前以"胃脘痛加重 10 个月"做胃镜检查，诊断为慢性萎缩性胃炎（活动期）、胃窦溃疡 A2。病理示"胃窦后壁"黏膜慢性萎缩性伴肠腺化生及局部腺体不典型增生（中度）。经服中西药治疗，其症改善不大，遂来中医门诊。现患者诉胃脘仍胀痛牵及两胁，进食后其症加重，纳差，嗳气频作但不反酸，痛后失眠，大便秘结，4~5 天一行，便质干，舌质紫胖，苔白，脉沉细。

中医辨证：脾胃虚弱，肝木乘土，腑气不通。

治则治法：健脾疏肝，养血通腑。

处方：四逆散加味。

柴胡、白芍、枳壳、陈皮、清半夏、当归、党参、厚朴各 12g，砂仁 5g，炒酸枣仁、柏子仁各 30g，鸡内金 10g，莱菔子 6g。水煎服，日 1 剂。

二诊（2004 年 10 月 19 日）：诉胃脘胀痛及嗳气减轻，但便秘无改善，舌紫胖，苔白，脉沉细。给予补气养血、升脾降胃之法。方药：生黄芪 30g，当归、决明子、丹参各 15g，枳实、厚朴、党参各 12g，麦芽、升麻、炙甘草各 6g。水煎服，日 1 剂。

三诊（2004 年 10 月 28 日）：纳食增加，仅于多食后胃脘胀痛，大便 2~3 天一行，便质干，舌质红，苔少，脉沉。给予健脾养胃液之法。方药：党参、炒山药、玉竹、麦冬、陈皮、清半夏、厚朴、枳壳各 12g，沙参 15g，鸡内金 10g，炙甘草 6g。水煎服，日 1 剂。连服 2 周后，症状全消。

中篇

传承创新篇

第六章

验案分享

第一节 盗汗

盗汗总病机为阴阳失调，腠理不固，汗液外泄。临证中分为虚实两面，以虚证多见。对于虚证，根据证候的不同而治以益气、养阴、补血、调和营卫；实证当清肝泄热，化湿和营；虚实夹杂者，则根据虚实的主次而适当兼顾。辨证同时结合辨病，酌情加用麻黄根、浮小麦、糯稻根、五味子、瘪桃干、牡蛎等固涩敛汗之品，以增强止汗的功能。

1. 阴阳两虚盗汗案

吴某，女，52岁，2020年5月26日初诊。

患者以"潮热汗出3年余"为主诉就诊。刻下症见：盗汗，怕冷，烦热。每晚因汗出潮热而醒，热醒后难再入睡，白天有昏沉感，疲乏，便溏，日1次，舌淡，苔薄，脉沉细滞。

中医辨证：阴阳两虚。

治则治法：温肾阳，补肾精，泻相火，调冲任。

处方：二仙汤加味。

淫羊藿15g，仙茅15g，巴戟肉15g，知母12g，黄柏10g，当归15g，炒白芍20g，浮小麦30g，淡豆豉10g，焦栀子12g，煅龙骨 30g（先煎），煅牡蛎 30g（先煎），桂枝 12g，紫苏梗 12g，五味子 10g，灵芝 20g，蝉蜕 6g，炒鸡内金 20g，柿蒂 12g。

二诊（2020 年 6 月 2 日）：服上药 7 剂，潮热汗出好转，日晒后眼睛肿胀，夜寐欠安，入睡可，热醒后难以再入睡，时有心烦，疲乏，大便日 1 次，偏溏，舌淡，苔薄白，脉沉细。

处方：淫羊藿 15g，仙茅 15g，巴戟肉 15g，知母 12g，黄柏 10g，当归 15g，炒白芍 20g，浮小麦 30g，淡豆豉 10g，焦栀子 12g，煅龙骨 30g（先煎），煅牡蛎 30g（先煎），桂枝 12g，紫苏梗 12g，五味子 10g，灵芝 20g，蝉蜕 6g，炒鸡内金 20g，大枣 15g，黑豆 30g，蒸萸肉 20g。

三诊（2020 年 6 月 9 日）：服上药 7 剂后，夜间盗汗明显减少，睡眠较前好转，大便渐成形，疲乏感较前明显好转，舌淡，苔薄白，脉沉细。效不更方，原方再进 14 剂，患者盗汗基本缓解，睡眠明显好转，怕冷亦好转，大便日一行、成形。

按： 该患者盗汗，伴有怕冷、怕热，白天昏沉疲乏，便溏，首辨虚实，当属虚证，总属卫气虚，不能固护肌腠，汗的调控失常而致盗汗。本病具体而言属阴阳两虚，故治以温补肾阳、填精敛汗之法。方用二仙汤加减。二仙汤具有温补肾阳、填补肾精作用，阴阳并补。该患者除有肾阳不足之怕冷、便溏、疲乏等表现，结合其年龄 52 岁，"年半百而阴气自半"，故亦存在肾阴不足，肾之虚火上浮，可见潮热，时有怕热表现。二仙汤能兼顾肾阳及肾阴，再合以桂枝、芍药取桂枝汤之意调和营卫，浮小麦、龙骨、牡蛎、黑豆等敛汗止汗之常用药物，标本兼治，使肾阳肾阴充足，卫气充盛，营卫协调，腠理开阖有度，故潮热盗汗诸症皆除。

2. 阴虚火旺案

陈某，男性，30岁，2020年8月5日初诊。

患者以"盗汗5年余"为主诉就诊。刻下症见：白天夜间均汗出较多，头汗多，汗后有烘热感，五心烦热，夜尿频多，易中暑，纳寐可，舌红，少苔，脉细数。

中医辨证：阴虚火旺。

治则治法：滋阴降火，固表止汗。

处方：当归六黄汤加味。

当归15g，生地黄15g，熟地黄15g，黄芩10g，黄连6g，黄柏10g，黄芪30g，桂枝15g，赤芍30g，瘪桃干30g，知母15g，茯苓15g，石菖蒲12g，草豆蔻12g，淡竹叶6g，炙甘草6g，干姜6，大枣15g。

二诊：服上述药物14剂，盗汗得止，余症亦平，后以六味地黄丸滋阴补肾治本善后。

按：该患者汗后有烘热感，五心烦热，舌红，少苔，脉细数，符合阴虚火旺型盗汗特征，从病机来讲属阴虚而生内热，迫津外泄为汗，治以当归六黄汤加减。当归六黄汤是一首金元时期的名方，源自李杲的《兰室秘藏》，被后世称为"盗汗圣方"，由当归、熟地黄、生地黄、黄芩、黄连、黄柏组成。清代陈修园在《时方歌括》中指出："阴虚火扰之汗，得当归、熟地、生地之滋阴，又得黄芩、黄连之泻火，治汗之本也……尤妙在大苦大寒队中倍加黄芪，俾黄芪领苦寒之性尽达于表，以坚汗孔，不使留中而为害。"其药味虽少，却能兼顾育阴泻火与益气固表，使营阴内守，卫外固密，则盗汗得解。因本方养阴泻火之力颇强，何师在运用此方时，常注意顾护脾胃，轻者加茯苓、怀山药等健脾，对于脾虚兼有湿滞的患者常加用石菖蒲、草豆蔻、佩兰等化湿利水，以他药代替黄连、黄芩，恐其苦寒伤人脾胃。

3. 心血不足案

李某，女，62岁，2019年6月27日初诊。

患者以"盗汗伴睡眠障碍1年"为主诉就诊。刻下症见：乏力，偶有心悸，夜间睡眠差，多梦，盗汗频作，易疲劳，易紧张，舌质淡，脉细。

中医辨证：心脾两虚。

治则治法：补益心脾，安神止汗。

处方：归脾汤加味。

黄芪30g，党参20g，当归20g，炒白术15g，茯苓30g，制远志6g，炒酸枣仁10g，木香6g，炙甘草6g，大枣10g，煅珍珠母30g，柏子仁15g，柴胡15g，煅龙骨30g（先煎），煅牡蛎30g（先煎），姜半夏20g，蒸五味子6，菟丝子20g。7剂，水煎服，每日1剂，分两次服。

二诊（2019年7月4日）：服上药后自觉乏力易疲劳感较前好转，未出现心悸，盗汗次数较前减少，做梦较前减少，汗出好转，舌淡，苔薄白，脉细。因上方有效故前方未做大的改动，只加用黑大豆30g以治其标，加强敛汗作用。

处方：黄芪30g，党参20g，当归20g，炒白术15g，茯苓30g，制远志6g，炒酸枣仁10g，木香6g，炙甘草6g，大枣10g，煅珍珠母30g，柏子仁15g，柴胡15g，煅龙骨30g（先煎），煅牡蛎30g（先煎），姜半夏20g，蒸五味子6g，菟丝子20g，黑豆30g。7剂，水煎服，每日1剂，分两次服。

三诊：服上方后诸症均缓解，继续巩固14剂，后随访1个月，未再复发。

按：该患者有乏力、心悸、易疲劳表现，结合舌淡、脉细，故辨为虚证，属气血不足，气血虚弱，表虚不固，故见盗汗。患者盗汗与多梦、心悸同见，当为心血不足、心气不能固摄所致。故治以归脾汤加减，补益心脾，安神止汗。归脾汤主治心脾气血两虚证：党参、黄芪、白术、甘草补脾益气以生血，使气旺而血生；当归甘温补血以养心；茯苓、酸枣仁、远志宁心神以定惊悸；木香辛香理气，能防大量益气补血药滋腻碍胃，使补而不滞；佐以龙骨、牡蛎、五味子、黑豆以敛汗。全方共奏益气补血、健脾养心之功，气血旺盛充足，则盗汗消失，并且失眠、多梦等症状得以消除。对于失眠盗汗伴有多梦而辨为心血不足患者，如该案所示，何师喜用归脾汤和柴胡甘草龙骨牡蛎汤相合，补益心脾与镇惊安神双管齐下，相得益彰，颇获良效。

4. 肝郁脾虚案

陈某，女，33岁，2019年7月25日初诊。

患者以"盗汗睡眠差半年"为主诉就诊。刻下症见：睡眠表浅，多梦，易醒，心情低落，心急烦躁，舌淡，苔薄腻，脉弦。

中医辨证：肝郁脾虚。

治则治法：疏肝解郁，除烦敛汗。

处方：柴胡加龙骨牡蛎汤加味。

柴胡12g，黄芩10g，党参20g，姜半夏20g，茯苓30g，煅龙骨30g（先煎），煅牡蛎30g（先煎），桂枝12g，干姜5g，大枣10g，炒白芍20g，淮小麦30g，炙甘草6g，酸枣仁粉6g（吞服），炒枳壳20g，炒鸡内金30g。

二诊（2019年8月1日）：服上药7剂，自觉睡眠较前好转，做梦减少，盗汗明显好转，烦躁、坐立不安有所改善，胃纳好转，舌淡，苔薄白，脉弦数。

处方：柴胡12g，黄芩10g，党参20g，姜半夏20g，茯苓

30g，煅龙骨 30g（先煎），煅牡蛎 30g（先煎），桂枝 12g，干姜 5g，大枣 10g，炒白芍 15g，淮小麦 30g，炙甘草 6g，酸枣仁粉 10g（吞服），炒枳壳 20g，香附 15g，前胡 10g。

上方服用 7 剂后患者夜寐汗出基本缓解，心情低落明显改善，胃纳如常，对睡眠质量自我已比较满意，效不更方，上方再进 14 剂，诸症均消失。

按：该患者有心情低落、心烦急躁、坐立不安、睡眠差、早醒多梦表现，舌淡，苔薄，脉弦，故辨为肝郁脾虚证。一诊予以甘麦大枣汤合柴胡桂枝甘草龙骨牡蛎汤，二诊患者诸多症状多有改善，胃纳好转，故减鸡内金，因情绪低落改善不明显，常喜叹息，故在上方基础上合柴胡疏肝散以加强疏肝解郁作用。甘麦大枣汤、柴胡桂枝甘草龙骨牡蛎汤、柴胡疏肝散是何师治疗情志失调所致病症的常用方剂。甘麦大枣汤重在养心阴，柴胡桂枝甘草龙骨牡蛎汤重在安神定志，柴胡疏肝散重在疏肝解郁，三方可据临床症状的偏胜灵活组合，以期达到更好的治疗效果。

（王志伟整理）

整理者简介：王志伟，1978 年出生，2002 年 8 月参加工作，中西医结合内科学硕士，副主任中医师，目前就职于杭州市中医院神经内科。浙江省中医药学会脑病分会青年委员，在核心期刊发表论文多篇，主持杭州市卫生局课题、浙江省中医药管理局课题各 1 项，曾被评为院级优秀带教老师及优秀教学秘书，为浙江省首届"优秀青年副主任医师"。作为杭州市中医院中医师承学员跟师何迎春老师，跟师时间为 2019—2022 年。

第二节 耳鸣

耳鸣常从脾胃论治，兼顾他脏的调理，何师喜用三仁汤、益气聪明汤、升阳散火汤、补中益气汤、八珍汤等，或单方加减，或分阶段次第使用，灵活变通，随症加减联合使用，使清气得升，浊气得降，耳窍通利，每获良效。

案1：李某，男，56岁，2016年5月5日初诊。

现病史：耳鸣3年，为高音调，时轻时重，夜间尤甚，睡眠欠佳，常感疲倦伴有头晕，纳差，舌红大便溏薄，苔薄白腻，脉细弱。

中医辨证：脾胃虚弱，清气不升。

治则治法：益气健脾，升举清阳。

处方：益气聪明汤加味。

蔓荆子10g，党参15g，黄芪30g，升麻10g，葛根30g，黄柏6g，蜜甘草5g，大枣10g，壳砂仁10g，佩兰10g，泽兰20g，炒谷芽30g，炒建曲20g，石菖蒲10g，木香10g，合欢皮15g。7剂。

二诊（2016年5月12日）：患者耳鸣较前减轻，头晕、疲倦症状好转，睡眠质量改善，胃纳可，大便偶有溏薄，舌红苔稍腻，予以前方14剂继服。

三诊（2016年5月26日）：耳鸣少许，余症基本痊愈，继续予以前方14剂巩固。

按：该患者平素喜好烟酒，嗜食肉类，日久损伤脾胃。脾胃虚弱，清气不得升，耳窍不得养，则见耳鸣、头晕；耳鸣影响睡眠，遂患者睡眠质量较差；脾气虚弱，运化水谷失司，则见纳差；脾阳虚弱，则易见大便溏薄。治疗予以益气聪明汤加减，益气健脾，升举阳气。脾气健旺，则脾之升清功能亦健，清气得升，耳窍得养，耳鸣自除。在原方的基础上加用壳砂仁、泽泻、佩兰、石菖蒲等燥湿化湿之品，使湿易除，扶正祛邪并用，用炒谷芽、炒建曲健脾开胃，合欢皮安神助眠，恰到好处，效果显而易见。

案2：万某，女，53岁，2015年11月3日初诊。

现病史：感冒后耳鸣半月余，伴肢体疲倦，纳差，大便黏，舌红苔黄腻，脉滑。

中医辨证：脾胃湿热。

治则治法：宣畅气机，清利湿热。

处方：三仁汤加味。

苦杏仁10g，草豆蔻10g，炒薏苡仁30g，厚朴10g，姜半夏15g，茯苓30g，佩兰15g，滑石30g，草果6g，壳砂仁6g，干姜6g，蜜甘草6g，石菖蒲15g，泽泻30g，炒谷芽15g，槟榔20g。7剂。

二诊（2015年11月10日）：患者诉耳鸣较前减轻，疲倦缓解，胃纳改善，舌淡红，苔黄腻，感身热，去干姜，加黄芩10g。7剂。

三诊（2015年11月17日）：患者耳鸣、疲倦、身热等症状明显好转，予以前方去黄芩。继服7剂后，诸症基本痊愈。

按：患者感冒后耳鸣半月余，属新发，邪在气分，薛生白在《湿热论》中指出："太阴内伤，湿饮停聚，客邪再至，内外相引，故病湿热。"患者脾胃虚弱，再加上因感冒客邪侵犯，则生湿热。浊邪害清，清阳不升，则耳窍闭塞，而致耳鸣；因湿性重浊，则可表现为肢体疲倦；湿性黏滞，可表现为大便黏腻；湿热蕴于脾胃，运化失司，则有纳差症状。治法上当以宣畅气机、清利湿热，在三仁汤的基础上加佩兰、草果、砂仁、石菖蒲、茯苓、槟榔、泽泻等化湿、利湿、行水之品，使湿易除，效果甚佳。

案3：张某，50岁，2016年10月12日初诊。

现病史：耳鸣多年，耳内刺痛，易感疲倦乏力，头晕，胃纳较差，大便常感黏腻不爽，舌红苔黄腻，脉滑。

中医辨证：湿热内郁。

治则治法：清热除湿。

处方：三仁汤加减。

炒苦杏仁10g，草豆蔻12g，炒薏苡仁30g，姜厚朴20g，姜半夏20g，茯苓30g，佩兰15g，草果仁10g，砂仁10g，干姜6g，炙甘草6g，滑石30g，淡竹叶6g，藿香15g，仙鹤草30g，羌活10g，功劳叶15g。14剂。

二诊：服药后耳鸣较前稍缓解，耳内刺痛不减，乏力、纳差仍有，二便可，睡眠可，舌淡苔薄白，脉弱。

中医辨证：脾胃虚弱，清气不升。

治则治法：益气健脾，升举清阳。

处方：益气聪明汤加味。

蔓荆子15g，党参20g，黄芪30g，升麻10g，葛根30g，黄柏6g，蜜甘草5g，大枣10g，羌活10g，炒麦芽30g，泽兰20g，佩兰15g，石菖蒲10g，木香10g。7剂。

三诊（2016年11月2日）：患者耳鸣稍好转，耳内刺痛仍有，头晕乏力、纳差未见好转，舌红苔腻，脉涩。

中医辨证：阳气内郁、阴火内郁、清窍失养，兼湿邪阻碍气机。

治则治法：升阳散火，化瘀开窍。

处方：升阳散火汤加减。

升麻15g，柴胡12g，葛根15g，羌活10g，独活15g，防风 10g，党参 15g，炒白芍 15g，炙甘草 10g，茯苓 30g，泽兰 20g，炒谷芽 30g，草豆蔻 12g，石菖蒲 10g，丹参 15g，川芎 20g。7 剂。

四诊（2016 年 11 月 9 日）：患者诉耳鸣较前明显好转，乏力、纳差好转，予以前方 7 剂继服后，诸症基本痊愈。

按：患者初诊时湿热之象明显，遂先予三仁汤加减除湿热，二诊时湿热基本消除，但耳鸣、乏力、头晕纳差等症状无明显改善，考虑清阳不升致耳鸣，予以益气健脾、升举阳气，拟益气聪明汤加减治疗。患者服药后耳鸣稍好转，余症未见改善。仔细辨证后，结合患者体型瘦弱，平素喜食肥甘厚腻，日久损伤脾胃，脾胃虚弱则使阳气抑遏于中焦，再加上湿邪阻碍气机，阳气不得升举，耳窍失养，则致耳鸣，脾胃虚弱则见纳差、乏力等不适。治法上予以升阳散火、化瘀开窍，方用升阳散火汤加减，加泽兰、草豆蔻、石菖蒲等化湿、利水之属，炒谷芽健脾消食。患者疾患日久成瘀，则见耳内刺痛，予以丹参、川芎之品行气活血，血行则瘀散，整体达到阳升、火散、湿除和瘀散的效果。

（王志伟整理）

第三节　痞满

痞满发生的关键在于中焦气机不利，脾胃升降失常，故治疗当以调理脾胃气机为要。脾胃气机的正常与他脏气机的升降有序密切相关，故调理脾胃时需同时兼顾调理心、肝、肾等他脏之气。

案1：申某，女，42 岁，2019 年 5 月 30 日初诊。

主诉：胃脘胀满2月余。

现病史：自诉2个月前时感胃脘胀满，食后症状明显，受凉后症状加重，无反酸、烧心等不适，喜温喜按，偶有口干苦，时感乏力，咽部梗阻感，平素情绪急躁易怒，纳差，夜寐欠佳，二便调，舌质暗红，苔黄腻，脉弦。

中医辨证：寒热错杂。

治则治法：平调寒热，消痞散结。

处方：半夏泻心汤加减。

姜半夏24g，党参20g，黄连6g，黄芩12g，干姜12g，大枣20g，甘草10g，姜厚朴20g，茯苓20g，紫苏叶15g，炒麦芽20g，炒鸡内金20g。7剂。

二诊：胃脘胀满症状明显好转，怕凉好转，轻微口干苦，仍有乏力，情志不畅，食欲较前好转，纳眠可，二便调，舌暗红，苔白腻，脉弦。治法同前，予以上方加香附15g、郁金10g、木香10g。7剂继服。

三诊：胃脘胀满基本消失，乏力好转，口不干苦，食欲可，纳眠佳，二便调。继续服前方14剂巩固疗效。

按： 该患者以胃脘痞满为主症，无明确诱发因素，但可见口干苦、情绪急躁易怒、舌质暗红、苔黄腻等肝胃郁热之表现，同时兼有胃脘怕凉、喜温喜按之脾气虚寒表现。本病辨为寒热错杂证，脾胃升降功能失常，气机郁滞不通，故给予半夏泻心汤加减；考虑到脾胃虚寒易致痰湿内生，加之气机阻滞，易致痰气交阻，故产生咽部梗阻感，因此合半夏厚朴汤，以增强降气化痰、行气消痞作用。该类患者脾虚运化失常，易致痰湿内生，进一步阻滞气机，加重病情，而肝胃郁热的产生常由肝气郁结日久，郁而化热，肝气犯胃，胃失和降而成，故何师在运用半夏泻心汤平调寒热的同时，常喜加入山药、白术、厚朴、苍术等物以健脾化湿助运，根据肝脾相互影响、密切联系的关系，常加入疏肝理气、行气活血止痛的药物，如木香、香附、郁金、乌药、川楝子、延胡索等，临床疗效显著。

案2：虞某，女，50岁，2019年5月9日初诊。

主诉：上腹部满闷不适1年。

现病史：患者1年前因参加聚餐，过食生冷海鲜，出现中上腹胀满不适，嗳腐吞酸。1年来症状反复发作，时轻时重，未予重视，近1个月胃脘部胀满不适加重，喜温喜按，少气懒言，口淡不渴，小便不利，大便溏薄，胃纳差，夜寐尚安。舌淡，舌边有齿痕，苔薄白、微腻，脉弱。

中医辨证：脾胃虚弱，湿阻中焦。

治则治法：益气升阳，化湿醒脾。

处方：升阳益胃汤加减。

党参15g，炒白术10g，茯苓15g，姜半夏15g，陈皮6g，黄芪20g，羌活10g，防风10g，柴胡10g，炒白芍10g，泽泻10g，黄连6g，独活6g，炒麦芽30g，炙甘草6g，紫苏梗12g。7剂。

二诊：患者诉胃脘部满闷已经好转，身重感减轻，胃纳仍欠佳，大便基本成形，色黄、质黏，舌淡，苔薄白，脉濡滑。上方加炒白扁豆10g、炒鸡内金20g。7剂。

三诊：患者诉胃脘部已无明显饱胀感，纳谷渐香，气力渐复，无明显困重感，大便正常，日一行，色黄、质软、成形，舌淡，苔薄微腻，脉细。继服上方14剂后，诸症基本痊愈。

按：该患者初期有过食生冷、暴饮暴食的病史，病程日久，脾胃之阳气必伤，阳气冰伏于体内，这就造成阳气不升；患者胃脘部喜温喜按，兼见少气懒言、脉弱，均是气虚征象；口淡不渴，舌边兼见齿痕，苔薄白微腻，乃脾失健运而夹湿的表现。本病属于本虚标实之证，治当以补气健脾升阳为主、化湿醒脾为辅，治以李东垣的名方之一升阳益胃汤。方中党参、黄芪、白术、甘草补益脾胃之气，柴胡、防风、羌活、独活祛风除湿、升举清阳，半夏、陈皮、茯苓、泽泻、黄连除湿清热。全方补散结合，一升一降，共奏益气升阳、清热除湿之功。

案 3：赵某，52 岁，2019 年 5 月 16 日初诊。

主诉：胃脘部胀满两年余。

现病史：患者因工作繁忙，饮食无规律，工作压力大，情志不舒，胃胀反复发作两年余，经服用多种西药、中成药仅取一时之效。曾行胃镜检查提示：慢性萎缩性胃炎。现胃脘胀满时有隐痛连及两胁，纳谷不香，常因劳累及情志不畅加重，神疲乏力，大便溏薄日一行，舌质淡，舌体胖大边有齿痕，苔薄白而润，脉弦细无力。

中医辨证：肝郁脾虚胃滞。

治则治法：健脾益气，疏肝和胃。

处方：香砂六君子汤加减。

党参 20g、炒白术 15g、茯苓 30g、陈皮 15g、砂仁 6g、木香 6g、香附 15g、炙甘草 6g、姜半夏 15g、炒枳壳 10g、干姜 6g、炒鸡内金 30g、姜厚朴 20g、紫苏叶 15g。7 剂，水煎服。

二诊：服药后胃脘及两胁胀满减轻，隐痛仍有，但发作间隔时间较前延长，乏力、纳差好转，大便略成形，舌淡胖，苔薄白而润，脉弦细。上方加延胡索 15g、郁金 20g、丹参 15g，续服 7 剂。

三诊：诸症明显减轻，纳谷馨香。效不更方，原方再进14 剂巩固善后。

按语：本案患者饮食不规律，饥饱失常，损伤脾胃，脾虚运化失司，胃弱失其和降，则出现胃痛、胃胀、纳差等症；脾虚日久，加之情志不遂，必伤及肝脏，肝疏泄失常，则两胁攻撑作痛，脾胃损伤，生化乏源，气血亏虚，则神疲乏力，舌脉均为脾虚肝郁胃滞之象。治以香砂六君子汤加减。方中以党参、白术、茯苓、甘草为主，取四君子汤之义，补益中气，健脾和胃，立足于补虚；辅以陈皮、半夏、枳壳助胃之降，行胃之滞；木香、砂仁助脾之运，醒脾之郁；合半夏、厚朴、紫苏叶、茯苓取半夏厚朴汤之义，化痰行气消瘰。全方共奏健脾益气、疏肝解郁、和胃降逆之功。二诊时患者隐痛仍有，考虑到"久病必瘀""不通则痛"，故加用延胡索、丹参、郁金，加强疏肝理气、活血化瘀之力，效果明显。

（王志伟整理）

第四节　肺结节

肺部结节患者的病因病机主要责之于痰气交阻、气机不畅，病程迁延则致日久生瘀、痰瘀互结，中医药治疗本病的主要思路是根据症状辨证论治。

1. 肝郁气滞

郑某，女，43 岁，2020 年 9 月 22 日初诊。

现病史：发现肺部结节 1 年余。患者面色萎黄，食欲不振，易怒，时有烦躁，胁肋部疼痛，月经量少，持续约 2 天，色深气味重，末次月经 9 月 1 日，肺部结节（0.5~0.6cm），睡眠一般，大便质稀。舌质淡，苔薄白，脉弦。

中医辨证：肝郁气滞，脾虚湿盛。

治则治法：疏肝健脾，行气解郁。

处方：柴胡疏肝散加减。

北柴胡 12g，炒枳壳 20g，炒白芍 15g，醋香附 15g，陈皮 6g，郁金 15g，佛手 15g，炙甘草 6g，泽兰 12g，茯苓 20g，佩兰 12g，炒麦芽 20g，石见穿 20g，猫爪草 12g，干姜 6g，皂角刺 12g，金荞麦 15g。

按：该患者易怒，时有烦躁，胁肋部疼痛，为肝郁气滞表现，肝郁乘脾土，故见食欲不振，大便偏稀。脾胃为气血生化之源，气血不足，故见面色萎黄。何师选用柴胡疏肝散行气解郁，同时加入石见穿、猫爪草、皂角刺、金荞麦活血化瘀、清热解毒。

2. 气血亏虚

李某，67 岁，2020 年 5 月初诊。

现病史：患者乏力半年余，发现肺部结节后时有担忧，胃纳不佳，乏力，活动后劳累感更明显，外界噪声明显时感心慌，气短，头晕头痛。睡眠欠佳，身体消瘦，近半年体重下降近 4kg，大便偏稀。既往有肺部磨玻璃结节病史。舌淡苔薄白，脉沉细。

中医辨证：心脾两虚。

治则治法：健脾益气，养心安神。

处方：归脾汤合甘麦大枣汤加减。

黄芪 30g，党参 20g，当归 20g，炒白术 15g，茯苓 30g，制远志 6g，炒酸枣仁 10g，木香 6g，炙甘草 6g，大枣 10g，仙鹤草 30g，桑白皮 12g，紫苏梗 12g，淮小麦 30g，炒麦芽 20g。

二诊：睡眠好转，乏力减轻，食欲增加，上方去炒麦芽，继续服用 14 剂。

三诊：大便成形，有时偏干，乏力继续减轻，炒白术加量至 30g，继续服用 14 剂后诸症好转。

按： 该患者自从发现肺部磨玻璃结节后整日担忧，忧思伤脾，耗伤心神，故见心脾两虚之象。何师常用归脾汤治疗，常加入桑白皮、紫苏梗时时顾护胃气，同时合用仲景之甘麦大枣汤缓解患者脏躁现象。

3. 肝郁脾虚

叶某，女，42 岁，2019 年 12 月初诊。

现病史： 发现肺部结节 2 年余。患者夜间咳嗽，咽痛，干咳为主，胃部胀满不适，食欲不振，乳房刺痛，精神欠佳，有时心慌心烦，自觉身热，二便调。既往有子宫肌瘤、乳腺结节病史。舌质淡红苔薄黄，脉弦。

中医辨证： 肝郁脾虚。

治则治法： 升阳泻火，益气健脾。

处方： 升阳散火汤。

葛根 20g，升麻 10g，柴胡 10g，羌活 10g，党参 10g，赤芍 15g，甘草 10g，干姜 6g，大枣 10g，当归 10g，姜半夏 10g，桑白皮 12g，猫爪草 15g，皂角刺 15g，郁金 15g，石见穿 20g，莪术 15g，金荞麦 20g。

按： 升阳散火汤为李东垣的代表方之一，主治中焦火郁，其重点在发散，柴胡发散少阳之火，升麻和葛根发散阳明之火，羌活、防风可发太阳之火，独活可发少阳之火，故其散之意在发散诸经之郁火。然而本病的根源在于脾胃虚弱，故针对气虚无力升浮可以人参、甘草补发脾气，以防舍本求末。何师临床常用该方治疗肝郁脾虚，郁而化火的病症。猫爪草、皂角刺、石见穿、金荞麦常用于治疗肺部结节，以活血化瘀、清热解毒。

（王雁秋整理）

整理者简介：王雁秋（1984—），硕士研究生，先后就读于天津中医药大学、浙江中医药大学，2011 年工作至今，现为杭州市中医院内分泌科主治中医师，现任中华中医药学会糖尿病分会青年委员。主持浙江省中医药科技项目 1 项，发表论文 5 篇，参与编写书籍 2 部。擅长中西医结合治疗糖尿病及急慢性并发症、甲状腺、痛风、多囊卵巢综合征以及肥胖等疾病。作为杭州市中医院中医师承学员跟师何迎春老师，跟师时间为 2019—2022 年。

第五节　咳嗽

案 1：胡某，男，52 岁，2019 年 2 月 12 日初诊。

现病史：咳嗽 1 周。患者 1 周前受凉后鼻塞流清涕，自服"泰诺"等药物后症状缓解，但咳嗽不止，痰不多，不易咳出，怕冷，自服"复方甘草合剂"效果不显，晨起口干明显，大便调，胃纳欠佳，寐可，舌红苔薄白，脉浮。

中医辨证：风寒犯肺。

治则治法：止咳化痰，疏表宣肺。

处方：止嗽散加减。

蜜百部 15g，桔梗 20g，荆芥 10g，陈皮 6g，白前 10g，生地黄 15g，黄芩 10g，甘草片 6g，苦杏仁 10g，金银花 20g，麦冬 20g，炒鸡内金 30g，玄参 15g，紫苏梗 20g，浙贝母 20g。

按：止嗽散出自清代程国彭的《医学心悟》，用于治疗"诸般咳嗽"。该患者脉浮，知其有表邪，程国彭云，咳嗽之因属风寒者十居九，故初治必须发散，而又不可以过散，不散则邪不去，过散则肺气必虚，皆令疾病缠绵难愈。该方用荆芥、紫苏叶、生姜以散邪，桔梗开宣肺气、祛痰排脓，被誉为

"舟楫之剂"，可载药上行，紫菀、百部以清火热，浙贝母联合玄参化痰，麦冬滋阴润燥。

案2：江某，女，48岁，2019年3月12日初诊。

现病史：咳嗽2周余。患者2周前受凉后出现咳痰，痰呈泡沫状，色清，如痰涎，不易咳出，咽喉部不适，咽痒，舌暗淡胖大有齿痕，苔白腻。脉浮滑。

中医辨证：外寒内饮。

治则治法：解表蠲饮，降逆止咳。

处方：小青龙汤加减。

桂枝15g，麻黄15g，白芍10g，细辛6g，姜半夏15g，五味子6g，干姜10g，炙甘草10g，木蝴蝶6g，紫苏梗12g，化橘红20g，桑白皮15g。7剂。

二诊：服药后，咽痒缓解，咳痰费力较前好转，痰液略有减少。上方加减继服14剂，诸症已消。

按：该患者咳嗽痰多，且泡沫状如痰涎，舌胖大有齿痕，考虑有水饮表现，故选用小青龙汤。方中麻黄、桂枝共为君药：麻黄性温，味辛微苦，苦辛而温，宣达温通，内祛肺经寒邪，并能宣肺平喘；桂枝性温，味辛甘，辛甘化阳而助卫，使卫气强盛以抗邪，并有通阳化饮之用，所以可温化肺中饮邪。干姜、细辛共为臣药：干姜性热味辛，热能温阳散邪，辛能化饮开肺；细辛性温，味辛，辛能上行升散，祛散寒邪，温能助阳化气，善解寒饮郁肺的咳喘证。芍药、五味子、半夏共为佐药：芍药苦、酸、微寒，功能养血敛阴，配伍桂枝，调和营卫；五味子性温，味酸苦，酸能使肺气内收敛降，温能和肺气；半夏性温，味苦辛，辛能行气开结散邪，温能助阳散寒，燥湿化痰化饮。本方用以治疗外感风寒、水饮内停证。

案3：周某，男，37 岁，2019 年 11 月 15 日初诊。

现病史：咳嗽 2 周余。患者 2 周前出现咳嗽，咽痒，咳白痰，夜间加剧，大便黏，小便正常，舌红苔白腻，脉滑。

中医辨证：痰湿蕴肺。

治则治法：燥湿化痰，健脾益气。

处方：二陈汤加味。

陈皮 15g，茯苓 20g，姜半夏 12g，当归 15g，生地黄 15g，党参 20g，炙麻黄 15g，苦杏仁 15g，甘草片 10g，桑白皮 12g，大枣 10g。7 剂，水煎服。

二诊：服药后，咳痰减少。上方加减继服 7 剂，疾病痊愈。

按：方中半夏辛温性燥，善能燥湿化痰，且又和胃降逆，为君药。陈皮为臣，既可理气行滞，又能燥湿化痰。君臣相配，寓意有二：一为等量合用，不仅相辅相成，增强燥湿化痰之力，而且体现治痰先理气、气顺则痰消之意；二为半夏、陈皮皆以陈久者良，而无过燥之弊，故方名"二陈"。此为本方燥湿化痰的基本结构。佐以茯苓健脾渗湿，渗湿以助化痰之力，健脾以杜生痰之源。加生姜，既能制半夏之毒，又能协助半夏化痰降逆、和胃止呕；复用少许乌梅，收敛肺气，与半夏、陈皮相伍，散中兼收，防其燥散伤正之虞。二者均为佐药。何师临证时常用二陈汤作为基本方，加入健脾益气的自拟"止咳方"，意在培土生金。

案4：左某，女，42 岁，2019 年 10 月 17 日初诊。

现病史：咳嗽咽痛 1 周。咳嗽，以干咳为主，口干，唇干明显，舌红少津苔少，脉沉。

中医辨证：肺阴亏虚。

治则治法：滋阴润肺，化痰止咳。

处方：沙参麦冬汤加味。

北沙参 20g，麦冬 20g，桑白皮 15g，玉竹 20g，天花粉 15g，炒稻芽 30g，玄参 30g，炒鸡内金 20g，浙贝母 20g，紫苏梗 12g，炒麦芽 20g，淡竹叶 6g，仙鹤草 30g。7 剂，水煎服。

二诊：服药后，干咳减轻，口干缓解。上方加减继服 7 剂而愈。

按：该方出自《温病条辨》，较桑杏汤深一层，但较清燥救肺汤为轻，吴鞠通称本方为"甘寒救其津液"之法。方中沙参、麦冬具有养阴清热润燥之效；玉竹、天花粉具有养阴润燥生津之效；冬桑叶轻清宣透、疏邪布津，一可凉透燥热而外出，二可宣降肺气以布津，载轻清之药上行，三可凉肝以防肝火风阳之升动；生扁豆甘平和中，既鼓舞脾胃生津之源，又可防止甘寒滋腻碍胃之弊；生甘草甘平和中，调和诸药以为使。

该患者口干、唇干、舌少津之本质，结合秋燥特性，辨证为肺阴亏虚，治以沙参麦冬汤，重用沙参及麦冬。因舌质稍红，阴虚热象较盛，故加用玄参。何师认为本病辨证要点是咽干、干咳少痰、舌红少苔，针对肺胃阴伤的病机，该方具有清养肺胃、润燥生津的功效。

（王雁秋整理）

第六节　失眠

治疗失眠时应抓住"阳盛阴衰"这四个字，首辨虚实。阳盛者多由热、火内扰所致，或为痰热，或为痰火，或为肝火所致。阴衰者多属阴血不足，心失所养；或肾阴亏虚，心肾不交；或肝血不足，虚热内扰。治疗上总以补虚泻实为要。辨证与辨病相结合，适当加入一些治疗失眠的专药如酸枣仁、合欢皮等，每获效验。

案1：洪某，女，25岁，2019年2月初诊。

现病史：患者3周前无明显诱因出现睡眠障碍，且反复出现，表现为入睡困难，易惊醒。患者1周前因情绪欠佳再次出现入睡困难，症状同前。时感胃纳欠佳，偶有反胃，晨起口苦、口干，自感脱发明显，平素怕冷。平素月经提前，量少，色淡红，行经3天，大便数日一行，质硬，小便正常。舌淡苔白腻，脉弦。

中医辨证：肝火扰心。

治则治法：疏肝泻火，镇心安神。

处方：柴胡加龙骨牡蛎汤加味。

柴胡12g，黄芩10g，党参15g，姜半夏20g，茯神20g，龙骨20g，生牡蛎30g，桂枝15g，干姜5g，大枣15g，炒白芍15g，淮小麦30g，蜜甘草6g，牛蒡子30g，槟榔20g，紫苏梗12g，姜厚朴20g，炒鸡内金20g，桑白皮15g，酸枣仁粉2包（吞）。7剂，水煎服。

二诊：患者睡眠、口苦、胃纳均较前好转，但仍有食后欲呕，上方减炒鸡内金，加用旋覆花降气止呕以巩固疗效。

随诊1个月，诸症均未见反复。

按：此例患者为青年女性，寐差3周，伴有月经量偏少、色淡，胃纳欠佳，舌淡红苔白腻，均为脾虚湿盛之症；患者工作压力大，情志失常，晨起感口苦、口干，此皆属肝郁之象。半夏、干姜降逆止呕，解黄芩之苦寒。佐以党参、大枣益气健脾，甘草助党参、大枣扶正，又能调和诸药。方含桂枝加龙骨牡蛎汤，桂枝、芍药调节阴阳，龙骨、牡蛎重镇安神，茯神宁心安神，姜厚朴化湿开郁。甘草、小麦、大枣为甘麦大枣汤基本方，取其养心安神之效。

案2：邓某，女，31岁，2019年10月初诊。

现病史：患者1年前无明显诱因出现睡眠障碍，表现为入睡困难，睡后易醒，平素饥饿时易感胃痛，情绪易焦虑。刻下症：患者近日失眠症状较前加重，晨起感恶心、口苦，饥饿时感胃痛次数较前增多，近期因工作压力大而情绪烦闷，大便不爽。舌红苔黄腻，脉滑。

中医辨证：痰热内扰。

治则治法：清热化痰，和中安神。

处方：黄连温胆汤加味。

陈皮15g，姜半夏30g，茯苓30g，姜竹茹10g，黄连6g，胆南星10g，煅磁石30g（先煎），煅珍珠母30g（先煎），桂枝12g，白芍15g，大枣15g，川芎20g，干姜6g，淡豆豉12g，合欢皮15g，酸枣仁粉10g（吞服），藿香10g，牛蒡子20g，炙甘草6g。7剂，水煎服。

二诊：患者睡眠改善，诉有反酸、嘈杂感，去牛蒡子，加用海螵蛸等，续服14剂，诸症缓解。

按：患者以失眠为主症，伴有胃痛、恶心、口苦、大便不爽等消化系统疾病症状，可见其脾胃运化功能失常，导致痰湿内生，郁痰生热，故而扰动心神。治以清化痰热，和中安神。方选黄连温胆汤。其中黄连、胆南星、竹茹清热燥湿，降逆化痰；半夏、陈皮理气行滞，燥湿化痰。方中重用半夏调理脾胃，取《灵枢·邪客》中"半夏秫米汤"之意。茯苓健脾渗湿，煅磁石、煅珍珠母、酸枣仁粉加强镇惊安神之功效。且方中含有桂枝汤，调和营卫，引阳入阴而安眠。

案3：郭某，女，30岁，2019年8月初诊。

现病史：睡眠差半年。患者产子后因照料孩子，睡眠时间紊乱，渐至彻夜不眠。症见：心烦不寐，双目干涩，记忆力减退，面白无华，饮食乏味，轻度活动即气喘、汗出，自觉疲乏不堪，对生活失去兴趣，二便尚可。舌白尖红苔薄，脉沉弱。

中医辨证：心脾两虚。

治则治法：补气养血，健脾安神。

处方：归脾汤加味。

黄芪 20g，党参 15g，白术 15g，当归 10g，甘草 6g，茯神 20g，酸枣仁 15g，木香 10g，干姜 3g，大枣 10g。7 剂，水煎服。

二诊：患者自感气力增加，睡眠好转，余症皆减，守上方加珍珠母 30g 继服，共服 28 剂，诸症皆除。

按： 该女性患者生产后，气血亏损。心主血，脾为生血之源，心脾亏虚，血不养心，神不守舍，见失眠、健忘等症，治疗上应当注重补养气血，健脾养心，气血补足，疾病自然痊愈。

（王雁秋整理）

第七节　更年期综合征

1. 脾肾阳虚

毛某，女，55 岁，2019 年 9 月初诊。

现病史：2 年多前出现潮热盗汗，夜间明显，伴睡眠欠佳，疲倦乏力。月经周期不规则，经量减少，经色黯淡。患者近日潮热盗汗症状加重，严重时汗出湿身，夜间睡眠欠佳，睡后易醒，醒后不易入睡，白天怕冷、乏力，右枕部疼痛不适，胃纳一般，大便规律，一日一行。舌淡苔薄白，脉沉细。

中医辨证：阴阳两虚，冲任不固。

治则治法：调补阴阳。

处方：二仙汤加减。

淫羊藿 15g，仙茅 15g，知母 10g，巴戟肉 15g，黄柏 10g，当归 15g，赤芍 30g，浮小麦 30g，焦山栀 12g，煅龙骨 30g（先煎），煅牡蛎 30g（先煎），大枣 15g，炙甘草 10g，猫爪草 20g，郁金 12g，绿梅花 6g，凌霄花 6g。

二诊：患者诉潮热盗汗较前好转，睡眠亦有所改善，右枕部疼痛不适缓解，现感下肢关节疼痛，何师在原方基础上去浮小麦、煅龙骨、煅牡蛎、绿梅花，加延胡索 10g、五灵脂 12g、生蒲黄 12g、徐长卿 20g。

三诊：患者诉潮热盗汗、睡眠明显改善，乏力减轻，关节疼痛缓解，何师在上方基础上去五灵脂、生蒲黄，继续巩固治疗。

按：二仙汤出自《中医方剂临床手册》，由仙茅、淫羊藿、巴戟天、黄柏、知母、当归组成，具有温肾阳、补肾精、泻肾火、调理冲任之功效。方中淫羊藿、仙茅、巴戟肉温肾阳、补肾精，辛温助命门而调冲任；知母、黄柏、焦山栀滋肾阴而泻虚火，治肾阴不足所致之虚火上炎；当归温润养血，调理冲任；浮小麦收涩止汗；煅龙骨、煅牡蛎镇静安神，敛汗固精；大枣补气养血安神；猫爪草消肿散结；郁金、绿梅花、凌霄花调和气血。二诊时患者潮热盗汗及睡眠已有改善，可见二仙汤为对证之方，故守方继续治疗，患者出现下肢关节疼痛，故加延胡索、徐长卿、失笑散（五灵脂、蒲黄）活血行气止痛。三诊继续予二仙汤调理善后，因患者关节疼痛缓解，故方中去五灵脂、生蒲黄。

2. 肝郁化火

陈某，男，56 岁，2019 年 10 月初诊。

现病史：睡眠欠佳 1 年余。患者 1 年前无明显诱因出现失眠，表现为入睡困难，睡后易惊醒，醒后不易再入睡，白天感乏力，无精神。患者平素思虑较多，畏寒怕冷。患者近日失眠较前加重，夜间醒来次数增多，醒后感心悸、心慌，白天精神欠佳，感乏力，胃纳一般，大便不成形，每日 2～3 次，小便正常。

中医辨证：营卫不和，肝郁化火。

治则治法：调和营卫，重镇安神，补脾疏肝。

处方：柴胡加龙骨牡蛎汤加减。

桂枝 12g，炒白芍 15g，干姜 5g，大枣 15g，蜜甘草 6g，龙骨 30g，生牡蛎 30g，柴胡 12g，黄芩 10g，党参 15g，姜半夏 30g，茯苓 15g，淮小麦 30g，合欢皮 15g，仙鹤草 30g，十大功劳叶 15g。

二诊：患者诉近一周睡眠有所改善，入睡及醒后再入睡时间均缩短，夜间醒来次数亦明显减少，白天精神转佳。

现夜间仍有少许心慌感，伴汗出，大便次数减少，但仍不成形，何师在上方基础上改生牡蛎为煅牡蛎 30g，茯苓加至 30g，桂枝加至 15g。继服 7 剂。

三诊：患者诉以上症状进一步改善，继以上方加减巩固治疗 1 月余，疗效满意。

按：此病案中患者为中老年男性，睡眠欠佳日久，伴心悸心慌，白天精神欠佳，感乏力，平素思虑较多，畏寒怕冷，大便不成形，舌淡苔白腻，脉弦细，是一个典型的男性更年期睡眠障碍患者。《灵枢·营卫生会》云："壮者之气血盛，其肌肉滑，气道通，营卫之行，不失其常，故昼精而夜暝。老者之气血衰，其肌肉枯，气道涩，五脏之气相搏，其营气衰少而卫气内伐，故昼不精，夜不瞑。"可见营卫调和是保证人体正常睡眠的关键。

中老年体弱，阴亏日久，阳气随久泄而虚损，阳失去阴的涵养则浮而不敛，阴失去阳的固摄则走而不守，乃致营卫不和，阴阳失调，心神浮越，故出现睡卧不宁、心悸心慌、怕冷等表现。

方中以桂枝汤调和营卫，加龙骨、牡蛎潜镇摄纳，使阳能固摄，阴能内守，而达阴平阳秘之功，且二者合用能重镇安神；患者长期思虑过多，故配以小柴胡汤和解少阳，转运枢机，疏解肝气，加淮小麦养心除烦，合欢皮加强疏肝柔肝之功；患者大便不成形，舌苔白腻，故加茯苓健脾渗湿，兼以宁心安神；患者精神欠佳、乏力，故予仙鹤草、十大功劳叶补虚。诸药合用，共奏调和营卫、重镇安神、补脾疏肝之效。二诊时患者诸症改善，效不更方，诉有盗汗，大便仍不成形，故改生牡蛎为煅牡蛎收敛固摄止汗，加重茯苓用量至30g增强健脾渗湿之效，桂枝加至15g，与白芍同量，一收一散，体现营卫同治。

3. 肝郁气滞

周某，女，47岁，2019年5月初诊。

现病史：反复心慌4天。患者近期时有心慌感，易惊吓，胸闷，长叹后好转，睡眠浅，心烦，自觉怕冷，晨起口苦，胃脘胀痛。月经量少，周期延长且不规律。舌偏暗苔白，脉弦。

中医辨证：肝气郁结。

治则治法：疏肝理气，活血化瘀。

处方：柴胡疏肝汤加减。

北柴胡15g，炒白芍15g，炒枳壳15g，醋香附15g，川芎

10g，郁金 20g，炙甘草 6g，桃仁 12g，红花 12g，三棱 15g，莪术 15g，菟丝子 30g，黄芪 20g，麦冬 20g，白芥子 6g，小茴香 6g，陈皮 10g。

二诊：诸症缓解，自诉无明显口苦，心情稍舒畅，睡眠好转，续服上方 14 剂后明显改善。

按：患者主诉较多，当地医院检查均无器质性病变，胸闷不适、心慌、长叹为肝郁气滞表现。胃脘胀痛，食欲不振为肝郁脾虚之象。肝郁气滞，气滞血瘀，不通则痛，故而可见舌质暗淡，胃脘胀痛，时有全身疼痛不适感，本方遵《素问·六元正经大论》"木郁达之"之旨，治以疏肝理气之法。方中柴胡功善疏肝解郁，用以为君。香附理气疏肝而止痛，川芎活血行气以止痛，二药相合，助柴胡以解肝经之郁滞，并增行气活血止痛之效，共为臣药。陈皮、枳壳理气行滞，芍药、甘草养血柔肝，缓急止痛，均为佐药。何师常用该方治疗肝郁气滞，同时为防理气药物耗气伤阴，常加入少许养阴药。

4. 心脾两虚

周某，女，48 岁，2019 年 8 月初诊。

现病史：乏力寐差半年余。患者半年多前出现乏力，睡醒后仍乏力，有时头晕，纳呆，烦躁，大便一天一次，排便无力、量少，月经不规律，经期上述症状更明显，入睡困难，中途易醒，白天嗜睡。舌淡苔薄白，脉沉细，面色萎黄。

中医辨证：心脾两虚。

治则治法：益气补血，健脾养心。

处方：归脾汤。

黄芪 30g，党参 20g，当归 20g，炒白术 15g，茯苓 30g，制远志 6g，酸炒枣仁 10g，木香 6g，炙甘草 6g，大枣 10g，煅珍珠母 30g，紫苏梗 12g，桑白皮 15g，仙鹤草 30g。

二诊：服药 7 剂后睡眠好转，乏力减轻，续服上方 14 剂后乏力明显减轻。

按： 归脾汤出自《严氏济生方》，主治心脾两虚引起的思虑过度，劳心伤脾，心悸怔忡，健忘失眠，多梦易惊，虚热盗汗，食少倦怠，女性月经不调、崩漏淋漓不止。《医贯》曰："心生血，脾统血，肝藏血，凡治血证，须按三经用药。"《成方便读》云：本方治思虑过度，劳伤心脾以致血不归经，而见健忘、不寐、怔忡等症，夫心为生血之脏而藏神，劳则气散，阳气外张而神不宁，故用酸枣仁之酸以收之，茯神之静以宁之，远志泄心热而宁心神。思则脾气结，故用木香行气滞，舒脾郁，流利上中二焦，清宫除道，然后参、芪、术、草、龙眼肉等大队补益心脾之品，以成厥功。继而以当归引诸血各归其所当归之经也。女子属阴，以血为本，在生理上有经、带、胎、产之特点，同时又屡伤于血，使机体处于"有余于气，不足于血"的生理失衡状态。该患者整体一派气血亏虚之象，月经期尤甚，故选用归脾汤补益气血、养心安神。

【小结】 何师对更年期盗汗尤其是伴有失眠症状的患者，诊治疗效颇佳。更年期患者出现的潮热盗汗、失眠等症状，常责之肾气、肾精亏虚，补肾填精乃为正治。

更年期患者肾精亏损，阴阳俱虚，乃致阴阳失衡，因此何师在补肾精的基础上调和阴阳，"阳入于阴则寐，阳出于阴则寤"，寐指入睡，寤指醒来，只有阴阳调和才能拥有良好的睡眠。此外，心脾两虚、肝郁气滞、髓海不足等也是更年期综合征常见病机。

（王雁秋整理）

第八节　胃脘痛

1. 脾虚湿困

蒋某，男，37 岁，2018 年 6 月 19 日初诊。

现病史：胃脘隐痛不适 2 年余。胃脘隐痛，纳呆，面色㿠白，体倦乏力，时有恶心、反酸，口黏不渴，平素喜热饮，肢体酸困沉重，大便溏泄不爽，舌白苔腻，脉缓。2017 年 8 月曾行胃镜检查示慢性浅表性胃炎，不规则服用"达喜"之类护胃药，症状无明显改善。

中医辨证：脾虚湿盛。

治法：健脾利湿。

处方：香砂六君子汤加味。

党参 30g，炒白术 15g，茯苓 20g，陈皮 10g，阳春砂 6g（后下），木香 6g，海螵蛸 15g，瓦楞子 30g（先煎），泽兰 30g，香附 15g，郁金 20g，紫苏梗 20g，鸡内金 20g，麦芽 30g，炙甘草 6g。7 剂，水煎服，早晚 2 次内服。

二诊：服药 1 周后，胃脘隐痛及乏力感减轻，但感手脚发凉，原方加附片 10g、干姜 6g，继服 7 剂。

三诊：诉胃纳、精神症状较前明显改善，继续巩固疗效，随诊后上述症状消失。

按语：《景岳全书》指出"胃脘痛症，多因食，因寒，因气不顺者，然因食因寒，亦无不皆关于气，盖食停则气滞，寒留则气凝。所以治痛之药，……当以理气为主"。本案应用香砂六君子汤主治脾胃虚弱而兼痰湿气滞，方中加海螵蛸、瓦楞子制酸止呕；郁金、香附疏肝理气；紫苏梗、泽兰理气和血止痛，以防久病必瘀。诸药合用，虚实兼顾，补中有运，方能脾升胃降，收到好的疗效。

2. 湿热中阻

蒋某，女，54 岁，2019 年 9 月 11 日初诊。

现病史：胃脘痛 2 个月。胃脘部时有疼痛不适，以餐后为主，伴脘闷纳呆、口中苦而黏腻、全身困倦乏力，小便量少色黄，大便黏滞不畅。舌红苔白腻，脉濡数。

中医辨证：湿热壅滞，气机不畅。

治则治法：宣畅气机，清利湿热。

处方：三仁汤加味。

苦杏仁 10g，草豆蔻 12g，炒薏苡仁 30g，厚朴 10g，半夏 15g，茯苓 30g，佩兰 15g，草果仁 10g（后下），阳春砂 6g（后下），滑石 30g（包煎），淡竹叶 6g，泽兰 15g，羌活 10g，干姜 6g，炙甘草 6g。7 剂，日 1 剂，水煎服。

二诊：服药后自觉诸症明显减轻，守原方又服 10 剂。随访各症均除而愈，未再复发。

按：三仁汤出自清代吴鞠通《温病条辨》。全方宣上、畅中、渗下，使气畅湿行，诸症自除，成为后世治疗湿温初起及暑温夹湿之湿重于热证基本方法。方中加茯苓、佩兰健脾利水、芳香化湿；泽兰、羌活利水渗湿，既治脾失健运之内湿，又防暑热之外湿。何师在临床上运用三仁汤较广泛，认为湿热之邪气祛除，脾胃正气才能得复，尤其对发生于夏秋季节的胃脘疼痛、困倦乏力、头晕耳鸣，如证属湿热性质，湿重于热者疗效显著。

3. 寒湿困脾

何某，男，31 岁，2017 年 12 月 11 日初诊。

现病史：胃脘闷痛半年余。胃脘闷痛不舒，得温痛减，喜热食，怕生冷，口黏腻，淡而无味，纳呆，泛恶欲吐，头身困重，大便溏薄。舌白苔白腻，舌边缘有齿痕，脉濡缓。2个月前测 Hp（+），抗 Hp 三联治疗后症状改善不明显。

中医辨证：寒湿困脾。

治则治法：健脾燥湿，行气和胃。

处方：平胃散合五苓散加味。

苍术 15g，厚朴 15g，陈皮 15g，茯苓 30g，桂枝 15g，猪苓 10g，车前草 15g，白术 15g，泽泻 30g，炒稻芽 20g，鸡内金 30g，木香 10g，紫苏 15g，附片 10g，干姜 6g，大枣 10g。7剂，日 1 剂，水煎服。

二诊：自诉服上方后畏寒减轻，去附片、干姜，继续服14 剂巩固疗效。

按：本证常因感受寒湿之邪外侵，或过食生冷瓜果、油腻肥甘等饮食不节所致寒湿内侵，脾阳受困，运化失司，水湿停聚为患，故胃脘闷痛，纳呆；胃失和降则泛恶欲吐；寒湿阻遏脾阳，故喜热食，怕生冷；寒湿内盛，水湿内停，则舌白苔白腻，舌边缘有齿痕，脉濡缓。平胃散组药简单，是湿滞脾胃的常用方。其中苍术入中焦使湿去则脾运，脾健则湿得以化，厚朴善于行气除满，两药配伍滞气得行，湿浊得祛。五苓散、五皮饮适用于阳不化气，水湿内停，引起的纳呆、腹胀水肿、呕逆等症。加炒稻芽、鸡内金健胃运脾消食。车前草可入多经，加强泽泻利水之效。附片、干姜温中散寒。木香、紫苏理气和中，防湿滞。诸药相配，共奏健脾燥湿、行气和胃之功。

4. 肝胃不和

患者钟某，女，30 岁，2018 年 9 月 12 日初诊。

现病史：反复胃胀痛 2 月余，加重 1 周。2 个月前行胆囊切除术后出现胃脘胀满，连及右胁痛，心下痞满，矢气后减轻，嗳气反酸，倦怠乏力，纳谷不馨，喜热食，进食稍有不慎，如食少量生冷水果则胀满加剧，大便日一行，便质偏稀。舌淡红苔白腻，脉弦。

中医辨证：肝胃不和。

治则治法：健脾消痞，行气止痛。

处方：枳术汤加厚朴温中汤加味。

枳实30g，炒白术15g，黄芩10g，干姜6g，木香10g，草豆蔻10g，炒莱菔子30g，姜厚朴20g，大腹皮30g，陈皮30g，紫苏梗20g，郁金20g，醋香附15g，炒鸡内金30g，炒麦芽20g。7剂，水煎服，日1剂，分2次服用。

二诊：患者自诉服上方后胃胀痛明显好转，胃纳改善，守原方继服14剂巩固疗效。

三诊：患者述胃胀痛症状基本消失，胃纳可，食欲好转，大便日一行、成形，偶感乏力，晨起口淡口黏，夜寐安，舌淡红苔白，脉弦。继续以六君子汤益气健脾巩固疗效。

按：本案何师选用仲景名方——枳术汤，该方始载于《金匮要略·水气病脉证并治》"心下坚，大如盘，边如旋盘，水饮所作，枳术汤主之"，常用于治疗水饮结于心下，为胃脘痞满疼痛的良方。该方仅枳实和白术两味药，药简力专，仲景原方枳实倍于白术，意在以消为主，攻补兼施。该患者主症为胃胀痛，矢气后减轻，故选用枳实两倍于白术剂量，全方以健脾消痞为主，同时行气止痛，佐以香附、郁金疏肝理气，莱菔子、大腹皮消食除胀，鸡内金、炒麦芽健脾消食开胃。脾胃升降失和，水湿内停，损伤脾阳，脾胃虚寒，失于温养，则喜热食，怕生冷，联用厚朴温中汤温中补虚，燥湿除满，攻补兼施，7剂症减，14剂症消失，后续选用六君子汤益气健脾为主，调理善后。

5. 寒热错杂

周某，女，32岁，2019年3月20初诊。

现病史：反复胃脘痛2年余，复发加重1个月。胃痛喜暖喜按，得温痛减，时有腹部胀满不适，纳差，乏力，便溏，口舌生疮，口干口苦。舌红苔黄，脉数。1年前曾行胃镜检查示非萎缩性胃炎伴糜烂，曾口服"金奥康胶囊1粒，每日1次"治疗，效果欠佳。

中医辨证：寒热错杂，气机不畅。

治则治法：调和脾胃，辛开苦降，寒热并治。

处方：半夏泻心汤加味。

半夏24g，黄连6g，黄芩12g，干姜12g，党参15g，大枣20g，甘草10g，厚朴15g，乌药15g，砂仁6g（后下），扁豆15g，香附15g，紫苏梗15g，神曲30g，炒麦芽30g。7剂，水煎服。

复诊诉胃痛、腹胀好转，大便已成形，去砂仁、扁豆，守原义，继续7剂巩固疗效。嘱其平素调饮食，忌劳累，随访未复发。

按：《金匮要略·呕吐哕下利病脉证治》认为"呕而肠鸣，心下痞者，半夏泻心汤主之"。其病机为少阳证误下而中气虚，寒热互结于中焦，气机结滞，脾胃升降失常。何师认为此方治疗有寒亦有热、有虚亦有实的胃痛。方中黄连、黄芩之苦寒降泄其热，干姜、半夏之辛温散其寒，党参、甘草、大枣之甘温益气补其虚。此方寒热并用，苦降辛开，补气和中，自然邪去正复。方中加厚朴、乌药温中行气；香附、紫苏梗疏肝和胃理气；砂仁、扁豆健脾和中止泻；神曲，炒麦芽为对，防苦寒伤中，顾护胃气。

（巨君芳整理）

整理者简介：巨君芳（1979—），硕士，副主任医师，2007 年毕业于浙江中医药大学，一直从事老年病学临床及科研工作。浙江省中西医结合学会血液病专业委员会青年委员，主持参加省级课题多项，发表学术论文 10 余篇，2020 年被派往贵州省丹寨县人民医院开展中医医疗帮扶半年，擅长脾胃病、慢性咳嗽、失眠、更年期综合征及血小板减少等疾病的中医诊治。作为杭州市中医院中医师承学员跟师何迎春老师，跟师时间为 2019—2022 年。

第九节　泌尿系结石

何师认为泌尿系结石当分为虚、实两端：实证以膀胱湿热，砂石结聚为主者，重在清热利湿、通石排淋；虚证以脾虚为主，中气下陷，砂石结聚为主者，重在补中益气、通石排淋；虚实夹杂者，当通补兼施，审其主次缓急，兼顾治疗。因此，我们要紧紧抓住本病的虚实两端，辨证与辨病相结合，酌情加石韦、海金沙、金钱草、鸡内金等排石要药。

湿热下注表现为恶寒发热，腰痛，并可放射至肩胛部，小腹部或者腹股沟，伴恶心呕吐，尿频数色赤，溺时涩痛，或者尿中夹有砂石，舌红苔黄腻，脉弦或者滑数。治宜清利湿热，通淋化石。方选四妙汤和排石汤。

中气下陷表现为小腹坠胀，少气乏力，头晕目眩，舌淡苔白，脉弱。治宜补中益气，通淋排石。方选补中益气丸加减。

1. 湿热下注

案 1：朱某，男，48 岁，职员，2019 年 7 月 10 日初诊。

现病史：患者左腰酸胀疼痛 1 月余，休息多饮水后未见好转，遂至某医院就诊，当时查泌尿系 CT 提示左侧输尿管结石，尿常规示白细胞＋＋/HP，生化提示甘油三酯 2.85mmol/L，治疗后未见好转。入院治疗予哌拉西林他唑巴坦钠抗感染以及解痉治疗，建议行左输尿管镜下激光碎石术，患者拒绝，欲出院保守排石治疗，遂来就诊。

刻下症见：左腰酸胀，尿频、尿急、尿痛，夜寐一般，胃纳欠佳，大便黏。舌红苔黄腻，脉滑数。

中医辨证：湿热下注。

治则治法：清利湿热，通淋化石。

处方：四妙汤合排石汤加减。

苍术 15g，黄柏 6g，车前子 30g，炒薏苡仁 30g，川牛膝 15g，海金沙 30g，滑石 30g，石韦 30g，落得打 30g，茯苓 30g，姜厚朴 20g，鸡内金 30g，泽兰 20g，猪苓 10g，炒白芍 30g，炙甘草 10g，藿香 10g，紫苏梗 15g，鬼箭羽 20g，金钱草 30g。7 剂。

追踪患者 1 月余，腰酸腰痛以及尿频、尿急、尿痛均未再发。

案 2：魏某，男，56 岁，职员。

现病史：患者小腹坠胀伴上尿路痒涩 1 周，于当地某医院就诊，曾自行先后服用三金片、尿感灵、石韦胶囊、黄藤素胶囊、左氧沙星均未见效，每日热水坐浴症状可稍缓解两小时。查泌尿系超声（2020 年 2 月 10 日）：左侧输尿管末端膀胱入口处结石；前列腺增生伴钙化斑形成；右肾、膀胱超声未见异常。尿常规无殊。予吲哚美辛栓外用，嘱多喝水，勤跳动，两周后结石未排出，可考虑手术治疗。患者恐两周后结石不能排出，故而来诊。

刻下症见：小腹坠胀，尿路痒涩感，昼重夜轻，伴有尿频、尿急。舌体胖大，舌苔黄腻。

既往史：1997 年患胆结石，行胆囊摘除术；2014 年患尿结石，体外碎石后排出；2017 年患尿结石，体外碎石后排出。上述疾病发病均在春季。

中医辨证：湿热下注。

治则治法：清利湿热，通淋化石。

处方：四妙汤合排石汤加味。

苍术 15g，黄柏 6g，炒薏苡仁 30g，川牛膝 15g，海金沙 30g，金钱草 30g，生鸡内金 30g，石韦 30g，落得打 30g，茯苓 30g，姜厚朴 20g，滑石 30g，车前子 30g，泽兰 20g，猪苓 10g，炒白芍 30g，炙甘草 10g，藿香 10g，紫苏梗 15g，鬼箭羽 20g。5 剂，水煎服。

服药 3 剂后患者小腹疼痛缓解，有轻微尿频，继续服用 2 剂后上述症状均消失。（2020 年 2 月 24 日）复查泌尿系超声：前列腺增生伴钙化斑形成（未见结石）。

按：泌尿系结石属于中医学"石淋""砂淋"范畴，临床上以腰部绞痛、尿频、尿急、尿痛、排尿中断、血尿或排出砂石为特征。

《中藏经》依据淋证的临床表现，提出了淋有冷、热、气、劳、膏、砂、虚、实 8 种分类，并指出其病机为"砂淋者，此由得肾气弱……虚伤其气、邪热渐强、结聚成砂……"张仲景《金匮要略》将其病机归结为"热在下焦"，并描述其症状为"淋之为病，小便如粟状，小腹弦急，痛引脐中"，此病与肾气的盛衰、膀胱气化、肝气的条达等密切相关。

肾虚则水液代谢紊乱，膀胱气化功能失司，水湿蕴结膀胱化热，煎熬尿液而结为砂石，肝主疏泄，调畅全身气机，故膀胱气化亦有赖于肝的疏泄功能，若肝失疏泄，气滞不行，致膀胱气化不利而为石淋，故治疗此类疾病，以通窍降气排石、利水通淋、疏肝理气为原则。

上述病案中患者均嗜食肥甘、体型肥胖，湿热蕴结下焦，膀胱气化失司。病案一患者症见腰酸腰胀腰痛，尿频、尿急、尿痛，泌尿系 CT 提示左侧输尿管结石，尿常规提示尿白细胞++/HP；病案二患者症见少腹坠胀，尿频、尿急、尿分叉，且泌尿系超声示左侧输尿管末端膀胱入口处结石。故何师均选用四妙汤和排石汤清利湿热、通淋化石。排石汤由朱良春大师的通淋化石汤化裁而来。方中金钱草、鸡内金、海金沙、石韦皆为排石要药，且具有利水通淋之功效。滑石、车前子清热利尿通淋，加强全方利水通淋之功，其中滑石还具有"利水不伤阴"之妙，与甘草取"六一散"之意以清利湿热；白芍味酸养血敛阴，合甘草取"芍药甘草汤"之意缓急止痛。茯苓、泽兰、猪苓取"五苓散"之意，苓能起阴气，泽能运津液，阴升则阳降，水升则火降，以达利水渗湿之功。厚朴下气除满，合藿香、紫苏梗理气宽中、消胀止痛，缓解小腹坠胀感。川牛膝用在此意义重大，既可以补益肝肾治其本，利水通淋治其标，且其具有引火（血）下行之功效，亦可促进砂石下行之势，正如张锡纯在《医学衷中参西录》所云"（牛膝）原为补益之品，而善引气血下注，是以用药欲其下行者，恒以之为引经"，与苍术、黄柏、薏苡仁取"四妙散"之意，增强清热利湿之功。

肾结石用药方法：将每天的中药连续煎煮 3 次，3 次水煎液混合后当开水频服，并在 10：00 和 15：00 各一次性饮约 200mL 药液，半小时后做原地跳动运动半小时，以助药势。具体方法：双腿并拢，双手握拳，原地垂直跳动，并用双拳自腰上部往下部反复轻轻敲打，以助药物排石之力。

2. 中气下陷案

王某，男，80 岁，离退休人员，2018 年 6 月 16 日初诊。

现病史：间断性尿痛 10 年余。患者既往长期西医治疗，口服利尿剂（具体不详），嘱其大量饮水，爬楼梯以及原地跳步等帮助结石排出。长期以来症状改善不明显，时有反复。患者年老体弱，拒绝手术治疗，遂来就诊。

刻下症：患者长期间断性尿痛，小腹坠胀，少气乏力，大便溏，日 2 次，小便频数，偶有排尿中断，消瘦貌，胃纳欠佳，夜寐一般。舌淡苔白，脉弱。

中医辨证：中气下陷。

治则治法：补中益气，通淋排石。

处方：补中益气汤加减。

党参 20g，黄芪 30g，炒白术 15g，当归 15g，升麻 30g，北柴胡 10g，陈皮 10g，炙甘草 6g，干姜 6g，大枣 10g，枳壳 15g，海金沙 30g，炒鸡内金 30g，石韦 20g，鬼箭羽 30g，金钱草 30g。7 剂。服用方法如上案。

患者感诸症状均较前好转，追踪患者 1 月余，复查泌尿系 B 超提示未见明显输尿管结石。

按： 该患者石淋日久，长期服用利尿剂，间断性尿痛，小腹坠胀，少气乏力，大便溏，脉弱，符合石淋之中气下陷证。从病机来讲，患者石淋日久，脾胃损伤，日久由实转虚，中气下陷。《景岳全书·淋浊》指出："淋之初病，则无不由乎热剧，无容辨矣。但有久服寒凉而不愈者，又有淋久不止，及痛涩皆去，而膏液不已，淋如白浊者，此为中气下陷及命门不固证也。"故治疗以补中益气汤加减。该病例在补中益气汤基础上加用枳壳宽中理气，金钱草、海金沙、石韦、炒鸡内金利水通淋。患者结石日久，气滞血瘀，鬼箭羽化瘀止痛。全方共奏补中益气、健脾开胃、化瘀止痛、通淋排石之效。

【总结】何师在治疗泌尿系结石时从本病的虚实两端入手，虚则补之，实则泻之，分型论治。症见腰酸腰痛、尿频尿赤、舌红苔黄腻，一派湿热之象者属于湿热下注型，处方予四妙散和排石汤加减；症见腰痛、小腹坠胀、少气乏力、舌淡苔白，一派虚证者属于中气下陷，处方予补中益气汤加减。在上述方剂中加用海金沙、石韦、金钱草等药物利尿通淋排石。

（林沁整理）

整理者简介：林沁（1995—），2018 年 6 月毕业于广西中医药大学，大学本科，现就职于余杭区第三人民医院径山分院。跟师时间为 2018 年 10 月—2021 年 9 月。

第七章
经验总结

第一节 学术思想

一、师出百家，不拘一格

何迎春教授系国医大师朱良春先生学术继承人，致身中医、中西医结合临床40年，积累了丰富的临床实践经验，擅长内科杂病及疑难杂症的诊治，在辨证论治方面有着独特见解和高深的造诣。其学术溯源于岐黄、仲景，熟谙各家学说，精研《黄帝内经》《伤寒论》《脾胃论》等经典著作，先后师从国医大师朱良春，国家级名中医陈绍宏、连建伟、杨少山，省级名中医邱根全等，继承名老中医的学术思想，合百家之言，撷其所长，并能融会贯通。例如，根据《内经》"孤阴不生，独阳不长"的启发，临床上热象病治疗常酌加少量寒凉药物，而寒象病治疗酌加少量温药；根据《医案指南》"初病在经，久病在络"的启发，临床杂症难治则用活血化瘀之法；根据朱良春老先生倡导的"见痰休治痰"理论，善用炒白术、石菖蒲治疗老年轻度认知功能障碍，临床上亦推陈出新，如运用三仁汤治疗妇科杂病，运用增液汤治疗顽固咳嗽，运用升阳散火汤治疗耳鸣、梅核气等；同时，在议理、立法、处方、择药中，亦可感受到其不执偏门、百派中现的境界。

二、平治权衡，格物致知

何迎春教授治学有方，谦虚谨慎，不固守成方，更不标榜门户。临证时常择其善者而从之，有是证则用是方，有是理则采其法，绝不以一己门户之见而矫枉过正，更是告诫后人不能有门户之见。她在临床上亦很少自拟方，多为成方或合方小加修改，认为名方（包括经方和时方）是前人久经检验的效方，应当学以致用，临床中知常达变，况且自拟方未必赶得上前人，又缺乏标准化、规范化。

理必《内经》，法依仲景，药宗《本草》，此为经典中的经典。何迎春教授指出研读经典可开启心智、历练思维，在熟读、背诵的基础上更要勤思善悟，达到与前辈名家思想脉搏同步，领悟经典中所蕴之"道"，掌握经典中所载之"术"。学习经典还要坚持实践，只有通过临床实践，才能验证我们对经典的感悟是否正确，以及对经典理论的掌握是否牢固。

三、知行合一，大家风范

博学而后成医，德厚而后为医，谨慎而后行医。漫漫医路，何迎春教授用妙手回春的技艺悬壶济世，心怀天下苍生之疾苦，并时常保持着对科学的敬畏之心，在医术方面精雕细琢，坚持每日伏案学习至今，笃信好学、勤求古训、博采众方，对科学充满敬畏之心。她临床实践时注重整体观，尤善以脾胃为中心，结合"天人相应"的思想，并将"见痰休治痰""理脾胃""祛顽疾""治未病"等理论巧妙结合，形成了自己的学术见解。

她以患者为中心，以技术内化于心，以情感外化于行，所谓"无善莫为医",性命之托,重于泰山。她不仅具有敏锐的判断力,而且有发自内心的道德感,不但会治病救人,更会温暖人心。面对患者,她总是不厌其烦,医嘱详尽,并多次为患者慷慨解囊而不求回报,怀着心系天下苍生之疾苦的仁者之心,无声地诠释了医者的大爱。

第二节　临证经验

一、注重后天脾胃

脾与胃共居中焦,为后天之本、气血生化之源,作为人体升降之枢纽,承担着消化、吸收、输布水谷精微的功能。《医宗必读》云:"一有此身,必资谷气,谷入于胃,洒陈于六腑而气至,和调于五脏而血生,而人资之以为生也,故曰后天之本在脾。"《素问·灵兰秘典论》曰:"五脏六腑皆禀气于胃。"脾胃属土也,生万物而法天地,治中央,为人身之枢纽,灌溉四旁。后世李东垣进一步认识到,"若胃气一虚,脾无所禀受,则四脏及经络皆病。况脾全借胃土平和,则有所受而生荣,周身四脏皆旺,十二神守职,皮毛固密,筋身柔和,九窍通利,外邪不能侮也"。因此,调理好脾胃,疏通一身之枢纽,是治疗疾病之关键。

脾脏体阴用阳,易虚易寒,应以醒脾温运为主。气少乏力者为气虚,治宜益气健脾,方用四君子汤类;少气懒言,脏腑下垂者系脾虚气陷,则宜补益中气,补中益气汤主之;纳呆便溏者,为脾气虚弱,运化无力,宜健脾助运,方用参苓白术汤加减;脾阳不足,虚寒凝滞或寒湿内侵所致者,宜温阳健脾,方用理中汤、黄芪建中汤等化裁;湿邪困脾不运者,则当依从阳化热、从阴化寒的不同，选用芳香化湿、苦温燥湿、温中化湿、清热利湿等治法，以藿香正气散、平胃散合二陈汤、甘姜苓术汤、五苓散、达原饮等方药调治。

胃腑体阳用阴，易实易热，应以濡润通下为主，用药应轻柔平和。如胃脘胀闷、纳少泛恶，为脾虚夹气滞、痰湿所致，宜行气健脾化湿，方用香砂六君子汤；若胃部隐痛、饥不欲食，为胃阴不足所致，宜养阴清热、益胃生津，方用益胃汤；若胃脘痞满胀痛、纳呆食少、食不甘味等为胃气失于和降所致，则选用半夏泻心汤合旋覆代赭汤；若出现呕恶胁痛者，则考虑为肝气犯胃所致，选用柴胡疏肝散合半夏厚朴汤或香苏散等。

脾胃病的治疗不可过分孤立，何教授临床巧用药对。如肝气犯脾的患者，用疏肝解郁之柴胡合柔肝养血的白芍抑肝扶脾；十二指肠溃疡的患者，用凉血止血的槐米合健脾开胃的无花果修护溃疡；顽固胃痛的患者，用疏肝理气的延胡索合活血止痛的徐长卿理气止痛；呃逆嗳气的患者，用平肝降逆的代赭石合降气止呕之旋覆花通降肝胃；胃寒喜温等患者，用温中止痛之高良姜合理气散寒之丁香行气温胃；慢性泄泻的患者，用升阳止泻的葛根合敛阴涩肠的乌梅调和肝脾。以上方法均疗效颇佳。

脾胃病的用药应运补兼施，方可补脾而不碍运，攻邪而不伤正。在脾土虚弱之时，亦不可妄投补剂，虽甘温可补脾气，但太过则易滞中，导致气机壅滞，内生中满、溏泄变证，需在甘温药中少佐行气药以消滞。治疗上不可一味攻伐，防止苦寒败胃或辛散耗气，在使用理气药时多避刚用柔，以免劫伤胃阴，常用玫瑰花、绿萼梅、佛手等；益胃多用清润滋阴之品，如麦冬、芍药、石斛等。同时，在辛散药中适当配伍酸敛药，除辛散耗气之弊而专事行气之功，如常以辛散之木香、砂仁、乌药配合酸敛之白芍；当出现血虚、血瘀之证需要补血、活血时，以防辛散太过而耗伤气血，亦用少量当归搭配白芍使用，从而体现出补中寓消、消中寓补、动静结合之奥妙。

除了脾胃疾病，何迎春教授在诊治其他脏腑疾病时也重视脾胃，均以顾护脾胃为首要任务。如治疗肝系疾病时，时时不忘"肝病传脾，当先实脾"，常治以疏肝健脾；治疗心系疾病，不忘"母病及子"，常治以养血健脾；治疗肺系疾病，不忘脾胃为气血生化之源，常治以培土生金、健脾祛痰；治疗肾系疾病，不忘肾为先天之本，脾为后天之本，常治以脾肾同补。久病当不忘调理脾胃，扶正祛邪；重病（如癌症）当以顾护脾胃为主，切不可滥用攻法，贪攻冒进，损伤脾胃。即便是脾胃无碍的情况，她仍在方中加入一两味调护脾胃之药，如炒鸡内金、焦六神曲、炒麦芽等健脾消食，或加茯苓、白术健脾益气，或加枳壳、木香行气健脾，以此顾护脾胃。临证时可配伍大枣、炙甘草等药物顾护中焦，同时改善中药苦涩口感，提高患者治疗的依从性。何师在临证之时，主张"防治并重"，现今世人之中，过食肥甘厚腻而致血糖、血脂、血压升高者比比皆是，故常嘱咐患者避免辛辣油腻、高热量食物，以护脾胃。

二、强调天人相应

人的生命活动与自然界息息相关，人生于天地之间，人体的生命联系着天地自然之气，天地之气清净，人的身心平治，顺之则利，逆之则害。《素问·上古天真论》曰"其知道者，法于阴阳，和于术数，食饮有节，起居有常……"，讲述了人应该遵从天地、阴阳、自然、四时、五脏的变化规律来养生。

天有阴阳，人有脏腑；天有四季，人有肢体；天有五行，人有五脏。自然界的日月运行、季节转换、气象变化等会直接影响人体内的气血运行，故自然界和人之间的互相感应、互为映照即为"天人相应"。

何迎春教授根据不同季节，阳气生、长、收、藏的不同，在治疗固有疾病的基础上，一般会加一些特殊药物。如春季应适应阳气升发的特点，为扶助阳气，宜适当加用辛温升散之品，如玫瑰花、葛根；夏季气候炎热，人的消化功能较弱，宜适当加用醒脾助运之品，如香薷、藿香等；秋季干燥易伤津液，为滋阴润燥，宜适当加用滋阴润肺之品，如麦冬、沙参之类；冬季应当遵循"秋冬养阴""无扰乎阳"的原则，为保阴潜阳，适当加用菟丝子、淫羊藿之类的药物。

三、从郁、从虚论治心身疾病

中医认为情志与人体脏腑关系密切，与人体的生理、病理变化有密切关系。

何迎春教授认为心身疾病可从"郁"着手，症见情绪波动易怒、胸胁胀满、痛无定处，或脘闷嗳气、不思饮食，常以疏肝解郁为首要。对于情绪易怒，口苦而干，出现日久化火者，常用牡丹皮、栀子为对，以清肝泻火；对于烦躁抑郁难眠者，常用磁石、珍珠母为对，以解郁安神；对于多梦烦躁、心神失养者，遂以养心安神健脾为主，予甘麦大枣汤调补心脾，养心安神；对于烦躁伴月经紊乱者，常合用香附、郁金活血解郁；对于烦躁伴夜间汗出明显、腠理开阖失司者，重用白芍敛阴，轻用桂枝、生姜防辛温太过以伤阴；对于夜寐不宁，心中多思虑，舌尖红者，常用交泰丸清心泻火，以交通心肾。

在六郁（气、血、火、食、湿、痰）当中，以气郁为先导，痰湿、火热夹杂。临床中，肝郁气滞、脾胃失和，柴胡疏肝散主之；肝郁化火，横逆犯胃，丹栀逍遥散主之；肝胆气郁，痰火扰心，柴胡加龙骨牡蛎汤主之；气滞痰凝，阻滞胸咽，半夏厚朴汤主之；痰热内郁，扰动心神，黄连温胆汤主之；脾虚湿盛，以五苓散合五皮饮主之；湿温初起，湿重于热，三仁汤主之；阴火内伏，阳气抑郁，升阳散火汤主之。何迎春教授在临床辨证时，紧抓患者主要病机，通过舌苔、脉象的诊察，判断患者体内郁结所在，气郁疏之、痰郁祛之、湿郁化之、火郁散之、食郁下之、血郁通之，郁去则症渐消，病去则郁渐安。

心身疾病经过及时合理的治疗，多有较好的疗效，但容易因情志因素复发。少数患者因治疗不当，可由实转虚，最后阴亡或阳亡而终。另有少数患者可因剧烈的情志刺激、气血暴逆或气血暴脱，精去神亡，故调畅情志仍为根除心身疾病的关键。

四、首创序贯疗法治疗疲劳综合征

疲劳综合征在中医古代医籍中没有确切病名记载，传统文献中对某些病症的认识与慢性疲劳综合征有相似性，可以在脾胃内伤、虚劳、痹证、怔忡、心悸等病症中找到散在的描述，常被描述为"懈怠""懈惰""四肢疲劳""四肢不举"及"四肢不欲动"等。本病属西医学"虚劳"范畴。

慢性疲劳综合征是临床常见的一种疾病，多由于脑力劳动过度，或精神受到刺激而劳伤心脾，耗伤精气，引发阴阳不平衡、脏腑功能失调的一种综合性疾病。临床表现以四肢倦怠乏力、腰膝酸软、头晕头痛、脑沉麻木、心悸怔忡、耳聋耳鸣、失眠健忘或嗜睡不醒，男子出现阳痿早泄、性功能减退，女子出现月经不调、性冷淡等症状。历代医家的临床实践与研究认为，疲劳综合征多为虚实夹杂，辨证分型多为肝肾阴虚、肝郁脾虚、肾虚肝郁、肝郁气滞、心肾不交、心脾两虚、脾胃湿热等，可通过健脾、疏肝、滋阴及补气之法调整，亦有用针灸治疗而取效者。

何迎春教授认为疲劳综合征的发生多与肝、脾、肾关系密切，脾虚之人，往往易受湿邪侵袭，湿为阴邪，湿盛则阳微，易阻滞气机，损伤阳气，而脾喜燥恶湿，湿邪重浊黏滞之性，使二者互相纠缠，疲劳乏力之症更加长久难愈；同时，肝主疏泄，能够疏通调畅全身气机，通过促进津液气血在全身的输布来辅助脾胃之运化升降，若肝失疏泄，则会影响脾胃的运化与气血津液的输布，出现因郁致虚的症状。对于中青年人群来说，事务繁忙，尽心谋虑则劳肝，更易使情志失于调畅，导致肝郁气结，从而影响其身心，出现各种疲劳症状；随着年龄的增加，人至中年之后，肾精与肾气逐渐衰减，躯体也不可避免地出现四肢乏力、腰酸等症状，最终出现"五脏皆衰，筋骨解堕"之情形。另外，劳累过度、饮食不节、过度安逸、七情内伤、生活不规律、精神心理压力过重等因素均可导致脏腑功能受损，进而出现一系列全身性的疲劳症状。

针对慢性疲劳综合征的治疗，虽然历代医家不尽相同，但何迎春教授认为，慢性疲劳综合征患者往往兼有多种病机，虚实夹杂，而非单纯一证，故单用一种治法实难奏效，而应遵循"辨证祛邪、攻补兼施、扶正固本"的序贯疗法宗旨，辨别患者临床证型，然后进行对证治疗。在发病初期，正气未虚，以邪实为主，多由水湿阻滞、肝气郁结所致，法当健脾祛湿、疏肝解郁；疾病中期，正气渐虚，患者出现气血失荣之象，且久病之人，往往有气血郁滞，故当攻补兼施，治以补益气血、活血化瘀；病至后期，病程迁延，终致肝肾不足，脏腑亏虚，故以补益肝肾为主。

慢性疲劳综合征患者虽有正气亏损，然邪气亦盛，故无须急于扶正，可以祛邪为先，辨证施治2~3个疗程后，继以补正，兼以攻邪，且该病病史较长，病势较缓，病至后期，难免脏腑亏虚，元气大伤，须以补肾益精为主，辅以调理其余脏腑。此三者相继进行，以此取得良好疗效。处方用药方面需善于根据辨证随时调整方药剂量，讲究个体化治疗，辨证施治时从整体情况着手，根据患者病情之邪正虚实，选择相应处方，重视顾护脾胃的同时兼顾他脏，以此来调整阴阳平衡，取得良好疗效。

近年来发表论文"何迎春运用序贯疗法辨治慢性疲劳综合征经验介绍""何迎春辨治慢性疲劳综合征用药规律探讨"以及2020年浙江省中医药管理局立项课题"基于治未病理论探讨名中医何迎春应用序贯疗法治疗慢性疲劳综合征经验总结"均源于何迎春教授的临床积累和总结。

五、注重从舌辨治失眠

失眠亦不属于中医学病名，传统文献中里将其称为"不寐""不得眠""夜不瞑"等。它是以入睡困难，或寐而不畅，时寐时醒，或醒后难以再寐，甚则彻夜难眠为主要表现的一类临床常见病症，通常还伴有心悸、多梦等心神不宁的病理表现。据目前统计，在失眠人群中，女性多于男性，城市中失眠人群占50%以上。

失眠的病因归纳起来主要为外感、内伤两方面，关于病理机制的阐述主要有以下几种学说：①营卫失调学说：认为只有营卫调和，遵其常道循行，人才能寤寐有常，倘若营卫失和，卫气不能入于阴而留于阳，则会打破正常的生理规律，从而导致失眠的发生；②阴阳失交学说：认为机体阴阳的动态平衡是维持人体生理功能正常的基础，亦是人体昼精夜寐的关键，无论是阳盛不能入阴，还是阴虚不能潜阳，均为阴阳失调，致使阴阳失交而不寐；③脏腑功能失调学说：认为脏腑损伤是人卧而不能安的重要原因，损伤致脏腑生理功能失调，引起一系列的病理变化，致使机体津液耗伤，阴虚不得制阳，心神被扰，神机内乱而形成不寐；④体质睡眠学说：认为体质间的差异，是个体在应对生理变化及外界刺激的能力上存在较大差别的原因，体质不同，对某些致病因素的易感性也不同，有研究指出，体质因素对失眠的发生、转变及预后都有着极大的影响；⑤情志失调学说：明确指出了情绪不定，或者情志不节常常引起脏腑功能的损伤，脏腑功能的损伤又极易导致阴阳不交，进而出现失眠之象。关于失眠的病因、病机一直众说纷纭，其病程迁延，病机复杂，严重影响人们的身心健康。

我们根据长期临床实践及舌诊经验总结，通过分析失眠的病因病机特点，结合具体的临床舌象表现，发现了失眠与典型舌象之间的相关性。《临证验舌法》说："据舌以分虚实，而虚实不爽焉；据舌以分阴阳，而阴阳不谬焉；据舌以分脏腑，配主方，而脏腑不差，主方不误焉；危急疑难之顷，往往证无可参，脉无可按，而唯以舌为凭。"舌象是体内气血津液的盈亏和运行状态的外在反映，舌上血脉依赖于气血津液的润泽和滋养，以发挥其正常的生理作用。舌为五脏六腑之外候，能够反映脏腑的功能状态，表明气血、津液充盈与否，直接反映人体正气的虚实、邪气的强弱、病程长短、邪气性质等。

若患者舌尖偏红，或者舌尖有芒刺，出现夜不能卧、烦闷急躁，此为心火亢盛的表现，同时伴见口舌干燥，或者口舌糜烂、小便短赤等，治宜清心泻火、安神定志，用酸枣仁汤合导赤散加减治疗；若患者舌红，苔黄腻，出现多梦易惊、心神不安，此为胆火扰心的表现，同时伴见口苦、心悸、便秘尿赤、胸闷脘痞、泛恶嗳气等，多为痰热郁阻于上焦、中焦，引起气机不畅所致，治以黄连温胆汤清热燥湿、化痰和中；若患者舌淡苔薄，出现不易入睡、多梦易醒，但心情平静、不觉烦躁，此为心脾两虚的表现，同时伴见神疲乏力、气短懒言、食欲不振等，方用归脾汤加减补益心脾、养血安神；若患者舌苔薄白或薄黄，出现夜不能卧，伴情志不舒、略有烦躁等气机不调之态，因七情致病，肝郁为首，此为肝气郁滞的表现，伴见长吁短叹、食欲不振等，则用逍遥汤加减以健脾疏肝、养血安神。若木气郁滞，疏泄不及，血液运行不利，舌下络脉粗胀，或舌下络脉呈青紫、紫红、绛紫、紫黑色，或舌下细小络脉呈暗红色或紫色网状，或舌下络脉曲张如紫色珠子大小不等的瘀血结节等改变，此为气分入血，形成了血瘀的征象，则需进一步结合临床症状酌加活血化瘀之品或用血府逐瘀汤加减。

失眠病机复杂，病程迁延，通过分析临床常见的舌象特征及变化，有效把握病机，可以减少中医辨治的困难，减少失治、误治的现象。临床以察舌为捷径，以舌辨证，四诊合参，通过在生理上相互反映、病理上相互联系，推测病势的发展及转归，对今后临床上失眠的诊治具有重要的指导意义。

（赵玲玉、刘晓丹整理）

整理者简介：赵玲玉（1996—）：2017 年 7 月毕业于南阳理工学院本科，现就职于余杭区第五人民医院。跟师时间为2018 年 9 月—2021 年 6 月。专业：中医内科。发表论文：朱良春"治未病"思想在痹病临床中应用。毕业论文题目：何迎春教授治疗老年脾系病的学术思想及功能性便秘方药规律探讨。

刘晓丹（1988—）：2012年硕士研究生毕业于浙江中医药大学，现就职于江苏省徐州市中医院，跟师时间为2009—2012年。近年来发表论文8篇，参与科研课题5项。毕业论文：从β类淀粉样蛋白等氧化损伤角度探讨健脾填精方对轻度认知障碍的作用机制。

第三节 常用方药经验

一、常用药对经验

药对是中医临床常用的相对固定的两味药的配伍组合，是中药配伍应用的基本形式。广义药对也可以是由三个或四个药物组成，相对固定，具有一定功效的药物组合。药对往往组成固定，具有同类相须、异类相使或升降合用等形式，也可以把药对看成是简单的方剂。

1. 藿香与佩兰 藿香味辛，性微温，入脾、胃、肺经，功效芳香化湿、和中止呕、发表解暑。佩兰味辛，性平，入脾、胃、肺经，功效芳香化湿、醒脾开胃、发表解暑。

在夏秋湿气当令之时，倦怠乏力、头身困重、胸脘痞闷、纳呆恶心、口中甜腻、口臭、舌苔厚腻者，常用藿香与佩兰。

常用剂量：藿香10g，佩兰10g。

2. 龙骨与牡蛎 龙骨味甘、涩，性平，归心、肝、肾经，功效镇惊安神、平肝潜阳、收敛固涩。牡蛎味咸，性微寒，功效潜阳补阴、重镇安神、软坚散结、收敛固涩、制酸止痛。生龙骨、生牡蛎的功用相近，质重能镇，有重镇安神之功，临床每见因情志不遂，伴有烦躁不安、心悸、失眠多梦、心神不宁者，何师常于处方中加入此药对。煅龙骨、煅牡蛎具有相似的收敛固涩的作用。

临床常用治疗多种滑脱不禁证，如自汗盗汗、遗精、遗尿、乳头溢液、带下、崩漏等。

常用剂量：生（煅）龙骨30g，生（煅）牡蛎30g。

3. 枳实与白术　此药对脱胎于枳术丸，"脾宜升则健，胃宜降则和"，本方消补并行，寓消于补，升降并用，治疗脾虚不运之气滞、痞满、便秘等症。原方中枳实倍于白术，意在以消为主，攻补兼施。

临床使用时应本着"有是证，即用是药"的原则，把握升降的主次及攻补的程度，对二药进行不同的配比。用于气滞、痞满者，常选用炒枳实与炒白术，增强健脾行滞之效。

常用剂量：炒枳实30g，炒白术15g。

生白术具有生津润肠通便的作用，治疗脾虚便秘时选用炒枳实搭配生白术，收效甚捷。

常用剂量：炒枳实30g，生白术30g。

4. 苍术与厚朴　苍术、厚朴均为化湿药，味辛、苦，性温，具有燥湿之功，相须为用治疗湿阻中焦之证。厚朴以苦味为主，苦降下气除胀满，又能下气消痰，既可除无形之湿满，又可消有形之实满。苍术以辛散温燥为主，为治湿阻中焦、湿热下注之要药。

临床实践中，两者配伍使用，常用于腹胀、痞满、恶心呕吐、口淡无味、苔白厚腻等湿滞中焦证。

常用剂量：苍术15g，厚朴15g。

5. 芍药与甘草　芍药、甘草即芍药甘草汤，出自《伤寒论》。芍药补血养阴以柔筋，甘草补益和中缓急。两者配伍，常用于治疗阴血亏虚、筋脉失养所致手足挛急作痛。

临床经验证实，芍药甘草汤可有效治疗胃脘痛、腰痛、胁痛、头痛、关节痛、三叉神经痛、带状疱疹后遗神经痛、肢体挛痛等疼痛。何师自拟止痛方，由芍药、甘草、炒川楝子、延胡索、蒲黄、五灵脂等药物组成，临床广泛适用于诸痛证。

常用剂量：芍药 20~30g，甘草 6g。

6. **五味子与山萸肉** 五味子味酸、甘，性温，归肺、心、肾经，功效收敛固涩、益气生津，善于敛肺止汗。山萸肉味酸、涩，性微温，归肝、肾经，功效补益肝肾、收涩固脱。二者味酸能收。

临床常将二者合用治疗多汗症，尤其多用于体虚肺卫不固多汗者。在辨证的基础上，可适当配伍黑大豆、炒白芍，常有很好的收汗止汗作用。

常用剂量：五味子 6~10g，山萸肉 20~30g。

7. **郁金与香附** 郁金味辛、苦，性寒，归肝、胆、心、肺经，功效活血止痛、行气解郁、清心凉血、利胆退黄。香附味辛、微苦、微甘，性平，归肝、脾、三焦经，功效疏肝解郁、理气宽中、调经止痛。香附能通十二经，行血中之气，为调气解郁滞要药，然香附行气有余，而活血之力不足，得郁金之性味芳香能活血祛瘀、行气开郁以为助，则作用更为显著。香附行气以活血，郁金则活血以行气，二者合用，相辅相成，大能疏肝解郁、活血理气。

"久病多瘀，久病多郁。"在临床诊治中，每遇患者出现情绪焦虑、烦躁、情绪不宁、言语喋喋不休，或闷闷不乐、唉声叹气、面色晦暗、舌有瘀点瘀斑等气滞血瘀表现，郁金与香附常配伍应用。郁金、香附具有保肝利胆的功效，对于转氨酶升高，肝功能轻度损伤者，两药合用，能增强护肝利胆止痛的作用。

常用剂量：郁金 20g，香附 12g。

8. 蒲黄与五灵脂 蒲黄性辛，能活血通经、祛瘀止痛。五灵脂苦泻温通，专入肝经血分，功善活血化瘀止痛，为治疗瘀滞疼痛的要药。二者配伍，相须为用，发挥活血化瘀的作用。蒲黄炒后又可活血止血，与郁金合用，祛瘀又止血。

临床用此药对，并自拟止痛方，广泛用于心腹刺痛、胃痛、肩臂疼痛、头痛、痛经等气滞血瘀型诸痛证。

常用剂量：蒲黄 15g，五灵脂 15g。

9. 三棱与莪术 三棱味辛、苦，性温，归肝、脾经，功效破血行气、消积止痛。莪术味辛、苦，性平，功效破血行气、消积止痛。三棱、莪术所治病症相同，然三棱偏于破血，莪术偏于破气。两者相须为用，气血并调，活血化瘀、行气止痛、消积散结之效更佳。

在临床实践中，二棱与莪术常用于治疗各种癥瘕痞块、瘀血类疾病，如乳腺结节、甲状腺结节、肺部结节、子宫肌瘤、肝囊肿、痛经、闭经等，因气机失调、瘀血阻滞，二者长于破气、消癥，故疗效较好。

常用剂量：三棱 12~15g，莪术 12~15g。

10. 浙贝母与夏枯草 浙贝母味苦，性寒，归肺、心经，功效清热化痰、散结消痈。夏枯草味辛、苦，性寒，归肝、胆经，功效清肝泻火、消肿散结、清热解毒。浙贝母、夏枯草伍用，具有清热解毒、化痰消痈之功效。

临床常以二者配伍治疗风热咳嗽、痰热咳嗽、肺部结节等肺部疾患，对于咳痰黄稠、久咳难愈者，常可配伍胆南星，增强清肺化痰止咳之功效。

常用剂量：浙贝母 15g，夏枯草 15g。

11. 金钱草与海金沙　金钱草味甘、咸，性微寒，归肝、胆、肾、膀胱经，功效利湿退黄、利尿通淋。海金沙味甘、咸，性寒，归膀胱、小肠经，功效清热利湿、通淋止痛，为治诸淋涩痛之要药。现代药理学研究表明，金钱草水煎剂能明显促进胆汁分泌，使胆管泥沙样结石易于排出；海金沙具有利胆消炎的作用。二者合用，对尿路结石、胆道结石，尤其对肾脏小结石，具有很好的治疗作用，一方面能利于结石的排出，另一方面又可预防新的结石形成。

常用剂量：金钱草 30g，海金沙 30g。

12. 石菖蒲与制远志　石菖蒲味辛、苦，性温，功效开窍豁痰、醒神益智，多用于治疗中焦湿浊阻滞、气机不畅、胸脘胀满等症，又治湿浊蒙窍所致的神志昏蒙。制远志味苦、辛，性温，功效安神益智、交通心神，能使心火下暖肾水，肾水上潮于心。此为何师临床治疗轻度认知功能障碍的常用药对。

脾虚肾亏、痰瘀互结为老年人认知功能障碍的主要病机，何师治疗时在健脾填精的基础上，加用石菖蒲、制远志，豁痰开窍，安神益智，体现标本兼治的原则。

常用剂量：石菖蒲 12g，制远志 15g。

13. 姜半夏与陈皮　半夏味辛性温，归脾、胃、肺经，功效燥湿化痰、降逆止呕。半夏有温燥之性，善燥湿而化痰浊，并有止咳作用，为燥湿化痰、温化寒痰之要药，尤善治脏腑之湿痰。半夏又具辛开散结、化痰散痞之功，不但治痰热互结之心下痞，而且可治气滞痰凝之梅核气。陈皮味辛、苦，性温，功效理气健脾、燥湿化痰。二药合用，半夏得陈皮之助，则气顺而痰自消，化痰湿之力尤胜；陈皮得半夏之助，则痰除而气自下，理气和胃之功更著。二者相使相助，共奏燥湿化痰、健脾和胃、理气止呕之功。

二者合用治疗痰湿诸证，如痰湿内阻之恶心呕吐、脘腹胀满、食少便溏、肢体困重，或痰湿上蒙清窍之头晕、嗜睡。

常用剂量：姜半夏12~20g，陈皮12g。

14. 炙麻黄与苦杏仁 麻黄味辛、苦，性温，归肺、膀胱经，功效发汗解表、宣肺平喘、利水消肿。苦杏仁味苦，性微温，归肺、大肠经，功效降气止咳平喘。两者配对源于张仲景《伤寒论》麻黄汤，同入肺经，麻黄辛散，善于宣畅肺气而平喘利水，苦杏仁苦降，长于宣降肺气而止咳平喘，二者一宣一降，一刚一柔，互制其偏，平喘止咳之力益显。

遵前人"麻黄以杏仁为臂助"之说，两者配伍可用于治疗寒热虚实各种咳喘疾病。

常用剂量：炙麻黄10~15g，苦杏仁10g。

15. 淡豆豉与焦山栀 淡豆豉味苦、辛，性凉，归肺、胃经，功效解表、除烦、宣发郁热。焦山栀味苦，性寒，功效清热泻火除烦。此药对出自张仲景《伤寒论》栀子豉汤。原方用治外感热病，邪热内郁胸中，心中懊憹，烦热不能眠。

临床将此二药合用，治疗因情志不畅引起的烦闷、潮热盗汗、焦虑、失眠、抑郁等，疗效显著。

常用剂量：淡豆豉12g，焦山栀12g。

16. 仙茅与淫羊藿 仙茅味辛，性热，归肾、肝、脾经，长于补肾阳、强筋骨、祛寒湿，《本草正义》说："仙茅乃补阳温肾之要药。"淫羊藿味辛、甘，性温，功善补肾阳、强筋骨、祛风湿，既能祛风寒湿邪，又温通阳气，促进血液循环，血行痛止风自灭。此二药为"二仙汤"之主药，皆为补肾壮阳之品，两药配伍，补肾助阳、祛风除湿力量增强。

二药配伍应用治疗更年期综合征、闭经、遗精等属肾阳虚证者，常可获满意疗效。何师尤其喜用此药对治疗更年期综合征患者，她认为，处于更年期者常阴阳俱虚，故易出现潮热盗汗、失眠、月经紊乱等表现，以仙茅、淫羊藿配伍知母、黄柏等药物，则肾阳得温，肾火得泻，冲任平调，每获良效。

常用剂量：仙茅 20g，淫羊藿 20g。

17. 猫爪草与猫人参 猫爪草味甘、辛，性温，功效化痰散结、解毒消肿。猫人参味苦、涩，性凉，功效清热解毒、消肿。二者均有清热解毒消肿之功效。现代药理学研究表明，猫爪草中含有的皂苷及多糖有一定的抗肿瘤、延缓肿瘤扩散作用。猫人参也具有抗肿瘤的作用，临床主要用于肺癌、原发性肝癌及其他消化道恶性肿瘤。

临床将此二药广泛用于各种肿瘤术后、肿瘤术后合并放化疗、肿瘤放疗、肿瘤晚期姑息治疗患者，尤其多用于消化道恶性肿瘤的调理。

常用剂量：猫爪草 12g，猫人参 15g。

18. 荷叶与决明子 荷叶味苦，性平，归肝、脾、胃经，功效清热解暑、升发清阳。决明子味甘、苦、咸，性微寒，归肝、大肠经。

临床将二者合用治疗高脂血症、肥胖症、脂肪肝患者，尤其适用于大腹便便、日进膏粱厚味者。针对顽固性高脂血症患者，可适当配伍红曲 3~6g（吞服），《本草纲目》记载红曲有活血化瘀、健脾消食之功效，伍之可增强降脂功效。

常用剂量：荷叶 12g，决明子 30g。

19. 香附与乌药 香附味辛、微苦、微甘，性平，归肝、脾、三焦经，功效疏肝解郁、理气宽中、调经止痛。乌药味辛，性温，归肺、脾、肾、膀胱经，功效行气止痛、温肾散寒。两者均有理气止痛之功效。香附性质平和，主入肝经，以疏肝解郁、调经止痛见长。乌药既能行气，又能温肾祛寒，故善治寒凝气滞疼痛。

此二药配伍临床可治疗各种原因引起的腹内积气、胀满不适，甚则疼痛，如痛经、胃脘胀痛、胸闷、胸痛、肢体挛痛等。

常用剂量：香附 12g，乌药 12g。

20. 延胡索与徐长卿

延胡索味辛、苦，性温，归肝、脾、心经，功效活血、行气、止痛。徐长卿味辛，性温，归肝、脾经，功效祛风除湿、止痛、止痒。李时珍谓延胡索"能行血中气滞，气中血滞，故专治一身上下诸痛"，临床广泛用于血瘀气滞所致身体各部位的疼痛。现代药理学研究表明，延胡索中去氢延胡索甲素具有保护心肌细胞、抗心肌缺血作用，延胡索全碱具有抗溃疡、抑制胃液分泌的作用。徐长卿具有较强的止痛作用，亦能用于各种痛证。

临床常以延胡索与徐长卿配伍治疗胃脘痛、心胸疼痛，尤其针对反复顽固性胃脘痛者，能起到显著缓解症状的作用。

常用剂量：延胡索 20~30g，徐长卿 20~30g。

21. 金樱子与芡实

金樱子味酸、甘、涩，性平，归肾、膀胱、大肠经，功效固精缩尿、固崩止带、涩肠止泻。芡实味甘、涩，性平，归脾、肾经，功效益肾固精、补脾止泻、除湿止带。芡实、金樱子伍用，名曰水陆二仙丹，出自《证治准绳》。金樱子气味俱降，酸涩收敛，功专涩惊，止小便遗泄；芡实生于水中，健脾利湿之功显著，又擅益肾固精止带。二药伍用，相得益彰，益肾固精、补脾止泻、缩小便、止带下的力量增强。

临床常用本药对治疗肾关不固之遗尿、小便失禁、带下、久泻等。

常用剂量：金樱子 15~30g，芡实 10~15g。

22. 知母与黄柏 知母味苦、甘，性寒，归肺、胃、肾经，功效清热泻火、滋阴润燥。黄柏味苦，性寒，归肾、膀胱经，功效清热燥湿、泻火解毒、除骨蒸。知母、黄柏伍用，出自李东垣《兰室秘藏》滋肾丸。知母上行润肺泻火，下行补肾阴泻虚火，中能清胃热，润燥除烦，凡燥热伤阴之证，不论实证或虚证皆可应用。黄柏苦寒降泄，善于苦燥下焦及膀胱湿热。两者伍用，相互促进，滋阴清热退热、泻火解毒除湿益彰。

二药配伍运用，治疗阴虚发热、潮热盗汗、带下、湿疮、湿疹、阴痒、尿频急等下焦湿热症。

常用剂量：知母 10g，黄柏 10g。

23. 黄连与干姜 黄连味苦，性寒，归心、脾、胃、肝、胆、大肠经，功效清热燥湿、泻火解毒。干姜味辛，性热，归脾、胃、心、肺经，功效温中散寒、回阳通脉、温肺化饮。

将黄连与不同药物配伍后可用于糖尿病郁热虚损的各个阶段。然治疗糖尿病，黄连常用剂量为 15~20g，甚至 30g 以上，有苦寒败胃之弊，故临床常以干姜佐制，去其性而留其用，降糖而无败胃之虞。

常用剂量：黄连 15~20g，干姜 10~15g。

24. 桑叶、桑寄生、桑白皮 此药对为何师沿用何绍奇先生治疗糖尿病的经验，取"四桑汤"中桑叶、桑寄生、桑白皮，用治气阴两虚型糖尿病。

糖尿病的治疗应以脾肾为重点，脾虚的形成与饮食直接相关，还与缺乏运动和体力劳动、精神紧张压抑有一定关系。脾虚者形盛气弱，痰湿内盛，血行迟缓，常见表现有疲劳乏力、肥胖等。临床上用此药对具有降低血糖、改善症状的作用。

常用剂量：桑叶 12g，桑寄生 20~30g，桑白皮 12g。

25. 牛蒡子与槟榔 牛蒡子味辛、苦，性寒，归肺、胃经，具有滑肠通便之效。槟榔辛散苦泄，归胃、大肠经，善行胃肠之气，消积导滞，兼能缓泻通便。

临床常将二者合用，治疗各种原因引起的便秘，兼气虚者加用生白术，兼气滞者加用莱菔子、大腹皮，疗效甚佳。

常用剂量：牛蒡子 30g，槟榔 20g。

26. 炒麦芽与炒鸡内金 此药对为何师临床所常用，两者皆有健脾消食和胃之功效。现代药理学研究显示，炒麦芽煎剂能轻度促进胃酸和胃蛋白酶的分泌，炒鸡内金中含有的胃肠激素、角蛋白等，有利于健胃消食，改善胃纳。

在疾病诊疗中何师始终注重顾护脾胃，巩固后天之本，故常配伍使用二药，起到消食和中、祛邪不伤正的作用，而且可在一定程度上改善中药苦涩口感，提高患者治疗依从性。

常用剂量：炒麦芽 30g，炒鸡内金 30g。

27. 地肤子与蛇床子 地肤子味辛、苦，性寒，功效清热利湿、祛风止痒。蛇床子味辛、苦，性温，功效燥湿祛风、杀虫止痒、温肾壮阳。地肤子、蛇床子均可止痒，为皮肤科疾病治疗要药。

临床多以二者合用治疗湿疮、湿疹、皮癣、过敏性皮炎等皮肤疾病。

常用剂量：地肤子 20g，蛇床子 20g。

28. 徐长卿与刘寄奴 徐长卿味辛，性温，功效祛风除湿、止痛。刘寄奴味苦，性温，功效散瘀止痛、疗伤止血、破血通经。两者均为伤科病症要药，配伍应用，祛风除湿兼能活血化瘀。

二者配伍运用治疗各种跌打伤痛、瘀滞肿痛、风湿痹痛等疾病。

常用剂量：徐长卿 20g，刘寄奴 20g。

29. 玫瑰花与绿萼梅　绿萼梅味酸、涩，性平，归胃、肝、肺经，功效疏肝和胃化痰。玫瑰花味甘、微苦，性温，归肝、脾经。绿萼梅芳香行气，疏肝解郁，醒脾理气和中；玫瑰花清而不浊，和而不猛，柔肝醒胃，理气活血。二者合用，共奏调肝理气、解郁和中、活血化瘀的功效。

二者均为花类药物，质轻善行，既能解郁又能活血，临床多以玫瑰花、绿萼梅治疗肝胃气滞之腹胀、痞满、胁肋部疼痛，对于肝郁气滞之痛经、经闭、月经先后不定期等月经病，则需加用凌霄花加强活血调经、理气止痛之效。

常用剂量：玫瑰花 6g，绿萼梅 6g。

30. 猪苓与茯苓　茯苓味甘、淡，性平，归心、肺、脾、肾经，功效利水渗湿、健脾宁心。猪苓味甘、淡，性平，归肾、膀胱经，功效利水渗湿。茯苓、猪苓伍用，出自《伤寒论》五苓散、猪苓汤。

二者配伍，相须为用，能增强利水渗湿之功，且有利水不伤正的特点，故临床多用该药对治疗水湿内停之证，如水肿、小便不利、腹胀、大便溏泄、食少纳呆等症。

常用剂量：茯苓 15~30g，猪苓 10g。

31. 藿香与苍术　藿香味辛，性微温，功效芳香化湿、和中止呕。苍术味辛、苦，性温，功效燥湿健脾。

二者均具有除湿功效，合用对于湿阻中焦，脾失健运而致的脘腹胀满、食少恶心、纳呆乏力、舌苔白腻等症，最为适宜。尤其对于现今因饮食不节，嗜食肥腻导致中焦运化失职者，能起到很好的运脾除湿作用。

常用剂量：藿香 6g，苍术 12g。

32. 延胡索与炒川楝子 延胡索味辛、苦，性温，归肝、脾、心经，功效活血、行气、止痛。炒川楝子味苦，性寒，有小毒，归肝、小肠、膀胱经，功效疏肝泄热、行气止痛。两者合用，既能行气活血止痛，又可疏肝泄热，疏清兼能，气血并调，尤善治肝火所致诸痛。

临床常用于气滞血瘀之胸腹、胃脘、胁肋部疼痛诸症。

常用剂量：延胡索 15~20g，炒川楝子 15~20g。

33. 桂枝与茯苓 桂枝辛甘而温，温阳化气行水，宜治阳虚气化不利所致的水湿内停者。茯苓甘淡而平，甘以健脾益气，淡以利水渗湿，补而不峻，利而不猛，既长于通调水道而下水气，又可补益心脾。

遵仲景"病痰饮者，当以温药和之"之意，二者联用治疗小便不利、水肿、腹胀、头晕、胸闷等，相使相得，一升一降，水得温而化，脾得温而运。

常用剂量：桂枝 15g，茯苓 15~30g。

34. 制川乌与制草乌 川乌、草乌味辛、苦，性热，均能祛风除湿、温经止痛，为治疗寒湿痹痛的佳品。

此药对出自《太平惠民和剂局方》小活络丹，二者合用治疗关节痹痛，尤其辨证为寒邪偏盛者。然二者均有毒，不可久服。

常用剂量：制川乌 10g，制草乌 10g。

35. 落得打与石韦 落得打又名积雪草，味辛、苦，性寒，功效清热利湿、解毒消肿。石韦味甘、苦，性微寒，功效利尿通淋、凉血止血。

落得打、石韦为治疗肾功能异常的常用药对。临床每见肾病血尿、蛋白尿、水肿、血肌酐升高者常可辨证运用，具有缓解症状、保护肾功能、延缓慢性肾脏病进展的作用。

常用剂量：落得打 30g，石韦 30g。

36. 桃仁与红花 桃仁味苦、甘，性平，归心、肝、大肠经，功效活血化瘀、润肠通便、止咳平喘。红花味辛，性温，归心、肝经，功效活血通经、散瘀止痛，《本草汇言》称其为"破血、行血、和血、调血之药"。二药相伍，出自《医宗金鉴》桃红四物汤，二者均有活血化瘀之效，且擅入心、肝经。红花质轻，走上外达，善祛在上之瘀血；桃仁质重而降，偏入里走下焦，长于祛脏腑瘀血。两者相须为用，适用于全身各部瘀血。

临床每见瘀血内阻之证，可用此药对，发挥其活血化瘀功效，如瘀血之痛经、黄褐斑、腰痛、跌打损伤、头痛、失眠等，疗效显著。

常用剂量：桃仁 12g，红花 12g。

（朱微珍、孙建宇整理）

整理者简介：朱微珍（1994—）2018 年 7 月本科毕业于温州医科大学，现就职于温州市中西医结合医院。跟师时间为 2018 年 9 月—2021 年 6 月。中医内科专业。发表论文：何迎春教授应用柴胡加龙骨牡蛎汤临床验案三则。毕业论文：何迎春教授治疗肝胆郁热型失眠伴焦虑状态临床疗效观察。

孙建宇（1968—），医学硕士，2005 年 6 月毕业于浙江中医学院（现浙江中医药大学）中药系。1990 年就职于杭州市中医院药剂科，副主任药师，浙江省中医药学会中药分会委员。研究方向：中药药剂学、中药临床药学。主持浙江省中医药管理局课题 1 项，参与厅局级课题 3 项，其他课题 2 项，发表论文 10 余篇。跟师时间为 2017 年 2 月—2021 年 10 月。

二、常用方经验

1. 补中益气汤　补中益气汤出自金代名医李东垣的《脾胃论》，原方用于"甘温除大热"，临床主要用于补中益气、升阳举陷。金元时期，社会动荡，百姓生活困顿，流离失所，饮食失节，寒温不适，喜怒忧恐、劳逸过度，终致内伤脾胃之证，这就是补中益气汤的立方背景。当今社会，生活条件大大改善，然生活节奏加快，社会压力骤增，饮食无规律、过食生冷、压抑焦虑等，同样会造成中气大虚的结果。

何师宗补中益气汤之法，与时俱进，多有发挥。补中益气汤的用药指征为头晕、气短、乏力、纳少便溏、食后腹胀、崩漏、子宫脱垂等，舌色淡，脉来细弱。辨证要点主要包括两组症候群：①脾胃气虚：脾胃气虚则运化失健，气血益趋衰少，可见头晕、面白、气短、乏力、倦怠、纳少、便溏等症；②中气下陷：气虚陷而不举，可见脘腹坠胀，或崩漏、子宫脱垂、内脏下垂等症。跟师临证中，何师常以本方辨治慢性疲劳综合征，并首创慢性疲劳综合征的"序贯疗法"。疾病初期，正气未虚，以邪实为主，以祛邪为主；中期，正气渐虚，故以攻补兼施；后期，因病程迁延，多表现为"脾肾不足"。故"补益脾肾"为何师对慢性疲劳综合征的序贯治疗中一个重要环节，常加减运用补中益气汤，补虚扶正，调理善后。

2. 丹参饮　丹参饮出自清代《时方歌括》，原方为丹参一两（30g），檀香、砂仁各一钱半（各 4.5g），主治气滞血瘀，心胃诸痛。

此方为何师治疗中医胸痹心痛病，即西医冠状动脉粥样硬化性心脏病（简称冠心病）心绞痛的常用方。对该病的诊治，中医历来重视痰瘀致病，倡导祛痰活血。如张仲景《金匮要略·胸痹心痛短气病脉证治》提出"阳微阴弦"即"胸痹而痛",治疗当以"益气温阳、祛痰宽胸"为原则,根据病情轻重缓急创立了瓜蒌薤白白酒汤、瓜蒌薤白半夏汤与枳实薤白桂枝汤3首著名方剂,临床应用效若桴鼓。

胸痹心痛病的基本病机为正气亏虚、痰瘀互结,心之虚不出气血阴阳,心之实责之痰浊血瘀。本虚者,多因禀赋不足,年迈体衰导致心之阴阳气血虚损,并根源于脾肾;标实者,多因膏粱厚味,七情所伤,劳逸失度,进而产生血瘀、痰浊、气滞、寒凝等阻遏胸阳,闭塞心脉,不通则痛。本病日久则可因实致虚或因虚致实,虚实夹杂,临床以气虚痰瘀互结者多见。治疗上应根据标本虚实有所侧重,总以益气健脾、祛痰宽胸、活血化瘀为治则。

何师博采众长,结合自己多年临床经验,常以丹参饮合瓜蒌薤白白酒汤加减(丹参、降香、砂仁、瓜蒌皮、薤白、制香附、桂枝、白芍、佛手、蜜葶苈子),通阳豁痰,理气活血。方中瓜蒌、薤白、佛手、葶苈子健脾祛痰化湿,宽胸理气;丹参、降香、砂仁芳香温通、理气活血、通脉止痛;加香附增强活血解郁之效;加桂枝辛温通阳,助化痰活血之力;加白芍养阴柔肝止痛,防桂枝辛燥之弊。全方共奏益气活血、化瘀宽胸之功。脾胃同居中焦,脾胃健运则纳化如常,气血生化有源,营血充足,阴阳和调,津液才能归于正道,清浊分明,痰湿不生,痰浊难成。故何师祛邪之中不忘固本,注重后天脾胃,临证常配伍白术、茯苓、党参健脾益气,以绝痰湿形成之根源,痰湿瘀滞血脉者,加决明子、绞股蓝、生蒲黄、肉桂、荷叶等化浊降脂。根据诱因的不同选用祛风药物与虫类药物,如配伍地龙、全蝎、蜈蚣等祛风通络,配伍当归、川芎养血息风,选用不同的祛风药物可以收到事半功倍的效果。

何师辨治胃脘胀满疼痛，常以气血为纲，喜用丹参饮，并视胀痛多少而消息用之。痛剧者以丹参饮为主；胀甚者以枳术汤为主；若气滞胃痛甚者，加用延胡索、徐长卿、炒川楝子；寒邪胃痛者，加用高良姜、附子；如见幽门螺杆菌阳性者，加用败酱草、蒲公英。

3. 枳术汤　《金匮要略·水气病脉证并治》中枳术汤条文说："心下坚，大如盘，边如旋盘，水饮所作，枳术汤主之。枳术汤方：枳实七枚，白术二两。上二味，以水五升，煮取三升，分温三服，腹中软即当散也。"

原方中仅枳实和白术两味药，李东垣言枳术丸有"治痞，消食，强胃"之效，并言"白术者，本意不取其食速化，但令人胃气强，不复伤也"。方中白术善于补脾益胃，燥湿和中调升降，枳实长于破气散痞，除胀消食，药简力专，仲景原方枳实倍于白术，意在以消为主，攻补兼施。金代刘完素的《素问病机气宜保命集》中记有枳实丸，主治"气不下降，食难消化"，药用"枳实（五钱，麸炒），白术（一两）"，可见枳实丸中也是白术的用量大于枳实，且白术与枳实之比为2∶1，意在加强其补脾健胃的功效。故临床见腹胀满甚者，常选用枳实两倍于白术用量。"脾宜升则健，胃宜降则和"，何师认为，临证贵在变通，在临床应用中应本着"有是证，即用是药"的原则，把握升降的主次及攻补的程度，选用二药的不同配比。

何师临证时据古而不泥古，常以枳实、炒白术二味为主方，伍以黄芩、木香、草豆蔻、炒莱菔子、厚朴、大腹皮等药，随症化裁，治疗脾虚不运之气滞、痞满、食积、便秘等，提高临床疗效，扩大本方的临证适用范围。木香、炒莱菔子、大腹皮行气除胀、健脾消食，厚朴、草豆蔻燥湿消痰、行气除满，黄芩苦寒，善清上焦湿热，治湿热痞满、胸闷呕恶，干姜甘辛以补正气，与黄芩并用，一寒一热，寒热并用，辛开苦泄以降浊。全方消补并行，升降并用，寓消于补，为恢复脾胃受纳腐熟、运化传输功能的良方。

4. 柴胡加龙骨牡蛎汤 柴胡加龙骨牡蛎汤出自《伤寒论》第107条："伤寒八九日，下之，胸满烦惊，小便不利，谵语，一身尽重，不可转侧者，柴胡加龙骨牡蛎汤主之。"

柴胡加龙骨牡蛎汤属于柴胡类方，何师临床常用于治疗肝胆郁热型失眠患者，尤其适用于该类患者的"烦惊"。"烦惊"为心烦而惊，是一种精神症状，"烦"可表现为心烦、焦躁、焦虑症状，"惊"可表现为失眠、心悸等症状。根据柴胡方证理论，有医家认为失眠患者每到夜间入睡困难或多梦易醒，具有"休作有时""往来"的特点，可看作小柴胡汤证中之"往来证"，故可用柴胡类方治疗失眠。柴胡加龙骨牡蛎汤在小柴胡汤基础上去甘草以防其滞腻，加桂枝、茯苓、大黄清热祛邪，调畅少阳枢机，加龙骨、牡蛎、铅丹共奏镇惊止烦安神之功效。全方清利肝胆湿热、疏肝解郁、祛痰调气、镇静安神，对于肝胆蕴热、气机郁滞、痰气郁结等所致的诸多情志疾病，以本方加减治疗效果均较好。如梦多易醒者，加入珍珠母、磁石、合欢皮；如烦躁、辗转难眠者，则合用栀子豉汤清热除烦；如夜寐多汗、醒后汗出者，加入五味子、山萸肉、黑大豆、桂枝、白芍等收汗止汗，改龙骨、牡蛎煅用加强收涩固脱的作用；若见夜尿频多，加入芡实、金樱子固肾缩尿。何师与其学生曾在《中国乡村医药》上发表"何迎春教授应用柴胡加龙骨牡蛎汤临床验案三则"，对该方的运用进行了详细的叙述。

何师亦常用本方治疗因情志不畅所致体液外溢，每以本方疏肝泄热，佐以他药治之而获效。如遗精遗泄者，加入芡实、金樱子、益智仁等；乳头溢血、溢液者，加入大血藤、泽兰等。辨证用药，收效颇佳。

5. 归脾汤 归脾汤出自《严氏济生方》，何师认为本方的方证可分为两方面：①心脾气血亏虚：临床可见失眠，心悸，头晕乏力，体倦食少，月经色淡，面色萎黄，舌淡，苔薄白，脉细缓。②脾虚失于统血：如妇女月经先期、淋漓不尽，便血，舌质淡，脉细弱。

跟师临证中，何师多以此方治疗思虑过度，劳伤心脾，气血两虚型失眠。张仲景《伤寒论》和《金匮要略》将不寐的病因分为外感和内伤两个方面，提出了"虚劳虚烦不得眠"的重要论述。何师认为人有"三宝"，曰精、曰气、曰神，而精与血同源相生，气充则神化，因此这"三宝"皆由气血变化而生。何师在失眠后期的调养中，特别注意补养人体气血。患者睡眠质量改善后，均可以归脾汤加减补养气血，使其气血充足，体质增强，使治疗效果稳定持久。若遇不寐重者，何师则加以酸枣仁、合欢花、珍珠母、磁石等以镇静养心安神。何师曾在《陕西中医药大学学报》上发表"何迎春辨治失眠经验"，对归脾汤治疗气血双亏型失眠进行了详细的论述。

6. 资生丸 资生丸源自明代缪希雍《先醒斋医学广笔记》，原方主治妊娠脾虚及胎滑，重在培补后天脾胃以助气血充养，配伍精当，具有健脾开胃、消食止泻的作用，何师在长期临床实践中，常将其用于慢性脾胃病，尤其是老年慢性泄泻的治疗。

资生丸方药组成：人参、白术、茯苓、广陈皮、山楂肉、甘草、怀山药、川黄连、薏苡仁、白扁豆、白蔻仁、藿香叶、泽泻、莲子肉、桔梗、芡实、炒麦芽，以上 17 味药，研末，炼蜜为丸。本方中人参、白术、茯苓益气健脾渗湿，薏苡仁、泽泻健脾兼以除湿，砂仁、白蔻仁、藿香叶芳香醒脾和胃、行气化湿，山药、白扁豆、莲子、芡实补脾阴，山楂肉、炒麦芽开胃助消化，除生湿之源，陈皮理气运脾，桔梗升清阳，和淡渗利湿药物互相配合，升清降浊，小量黄连既清脾胃湿热又可防温燥太过，甘草健脾和中、调和诸药。

何师对老年慢性泄泻的处方用药上，特别对于现代形体肥胖、嗜食肥甘，或兼有血糖、血脂偏高等代谢性疾病者，喜用资生丸化裁，将健脾化湿与运脾化湿灵活应用。方中重用党参、白术、茯苓、山药、芡实等以健脾益气祛湿，辅以藿香、豆蔻、砂仁等化湿，以及陈皮、木香、焦三仙（焦山楂、焦神曲、焦麦芽）等理气消食之品，补中有行，标本兼顾，待脾气一足，运化功能恢复，则湿邪可化，此恰中脾虚湿盛之病机。

对于运用资生丸之妙处，正如清代名医罗美所云："是方以参、术、茯、草、莲、芡、山药、扁豆、苡之甘平以补脾元，陈皮、曲、砂、蔻、藿、桔之香辛以调胃气，其有湿热以黄连清之燥之。既无参苓白术散之滞，又无香砂枳术丸之燥，能补能运，臻于至和。于以固胎，永无滑堕。丈夫服之，调中养胃。名之资生，信不虚矣。"何师及其学生曾在《浙江中医药大学学报》上发表"何迎春辨治老年慢性泄泻经验"，对资生丸加减治疗老年慢性泄泻进行了详细的论述。

7. 升阳散火汤　升阳散火汤出自李东垣《脾胃论》，"治男子妇人四肢发热、肌热、筋痹热骨髓中热，发困热如燎，扪之烙手，此病多因血虚而得，或胃虚过食冷物，抑遏阳气于脾土，火郁则发之"，具有补益中气、发散火郁、调补脾胃、升举清阳等功效。

组方：柴胡、升麻、羌活、独活、防风、葛根、人参、白芍、生甘草、炙甘草。柴胡气味升阳，能提下元清气上行，升散少阳之气；升麻功有升举阳气，引阳明清气上行，清热透疹作用；葛根升阳解肌，入阳明经，以振奋胃气；人参、炙甘草性温味甘以补脾益气，使散中有守；防风、羌活、独活可以发太阳、少阴之火；生甘草清热又调和诸药；芍药收敛，防诸药发散太过。

何师认为，升阳散火汤不仅可用于脾胃病，依据四诊结果，只要辨证属于阴火内伏、阳气抑郁，出现低热、纳谷不馨、神疲乏力、脉细、苔白等相关症状，均可采用本方治疗，随症加味，每获得满意疗效。诸多内热发于肌表的表现亦或头面部"上火"的症状如口舌生疮、咽喉肿痛、耳鸣，这是脾胃之气虚弱，阴火内生、虚火上炎熏灼口舌、咽喉、耳窍所致。内热发于下焦表现如小便频急，此为脾胃之气虚弱，水液失于枢转所致。内热发于筋脉血络的症状如尿血、腰痛，为脾胃受损，肾水干涸，阴火内生，灼伤血脉所致。

何师及其学生曾在《江西中医药大学学报》上发表了"何迎春升阳散火汤临床应用举隅"，认为该方不仅适用于脾胃疾病，凡辨证属阴火内伏者，不论病情如何复杂，只要在辨证准确、得其证机的基础上，结合每位患者不同的体质情况，皆可加减使用，且每获良效。

8. 三仁汤 三仁汤记载于清代名医吴鞠通的《温病条辨》上焦篇："头痛恶寒，身重疼痛，舌白不渴，脉弦细而濡，面色淡黄，胸闷不饥，午后身热，状若阴虚，病难速已，名曰湿温。汗之则神昏耳聋，甚则目瞑不欲言，下之则洞泄，润之则病深不解，长夏深秋冬日同法，三仁汤主之。"

何师认为临床中应用三仁汤不仅限于原方湿温证范畴，凡湿热阻滞、湿邪为盛、气机不畅的诸疾病，都可选用本方，只要方证相合，灵活化裁，临床均可取得良效。何师临床诊治时，根据疾病的不同表现随症加减。如湿邪较重者，加入藿香、佩兰、羌活、茯苓、砂仁；热重于湿者，加黄连、黄芩、焦山栀；湿热蒙蔽清窍，头昏头重者，加入天麻、羌活、葛根；痰湿积聚耳鸣者，加入石菖蒲；纳呆者，加炒麦芽、炒鸡内金、六神曲、炒白术；便秘者，加入牛蒡子、槟榔、炒莱菔子、生白术、升麻等；呃逆嗳气者，加柿蒂、旋覆花；胃脘疼痛较甚者，加入延胡索、徐长卿、乌药；口渴者，加麦冬、石斛、天花粉。何师及其学生在《浙江中西医结合杂志》上发表了"何迎春应用三仁汤治疗妇科杂病临床举例"，详细叙述了将此方用于治疗妇科疾病的经验。

9. **逍遥散**　逍遥散出自《太平惠民和剂局方》，加牡丹皮、炒山栀，称为加味逍遥散，又名丹栀逍遥散、八味逍遥散。逍遥汤是药物剂型的转变，取"汤者，荡也"之用，用以荡涤病邪，起到了养血健脾、疏肝清热之功。

何师认为，肝为藏血之脏，性喜条达而主疏泄，体阴用阳。若七情郁结，肝失条达，或暗耗阴血，或气血生化之源不足，肝体失养，皆可使肝气横逆，口苦、胁痛等症随之产生。"神者，水谷之精气也"，可见神疲食少是脾虚运化乏力之故。脾虚气弱则统血无权，肝郁血虚则疏泄不利。肝主疏泄，喜条达而恶抑郁，若肝气舒则脏腑协调，气血冲和，万病不生；若七情怫郁，气机失常，导致人体阴阳失调，气血不和，经脉阻塞，脏腑功能紊乱而发病。

逍遥散有很好的疏肝解郁作用，此方配伍既补肝体，又助肝用，气血兼顾，肝脾并治，立法全面，凡因七情不节，肝气郁滞而致的郁证，肝气横逆犯脾胃所致的胃痛证，何师用逍遥汤加减治疗均获得了很好的疗效，与其学生在《浙江中医药大学学报》上发表的"何迎春教授辨治六郁经验"中详细叙述了运用逍遥汤治疗气郁的经验。

加味逍遥汤为在逍遥汤基础上加牡丹皮、焦山栀，原方被清代著名医家称为"女科圣药"，常用于治疗月经病、抑郁症、更年期综合征及乳腺增生等多种疾病。何师则常用其治疗肝郁血虚夹瘀之偏头痛，肝郁血虚气滞之月经不规则，肝郁气滞痰湿之甲状腺疾病、肺结节病等。心烦者，加郁金、制香附；寒湿痛经者，加乌药、小茴香；湿邪偏盛者，加藿香、佩兰、苍术；瘀血明显者，加桃仁、红花、大血藤；纳食不馨者，加紫苏梗、炒鸡内金、炒麦芽；便秘者，加牛蒡子、黄芪、炒枳实、桔梗。

10. 二仙汤　二仙汤由温肾益精养血之仙茅、淫羊藿、巴戟天、当归，滋阴泻相火之黄柏、知母组成，最初用以治疗肾精不足、相火偏旺的更年期高血压病，后拓展治疗更年期综合征，疗效确切，成为调补阴阳、调理冲任的基础方。

何师临床多用二仙汤治疗女性绝经前后诸证，但并不局限，还可以广泛应用其他各科。其辨证的核心是把握肾虚、阴阳不调的病机，常随其寒热虚实加减变化。如心肝火盛，烦躁易怒者，合栀子豉汤、甘麦大枣汤、地骨皮、知母、百合、合欢花等；月经量少、经期延长者，加入玫瑰花、凌霄花、香附、莪术等，或酌加补肾填精之品，如女贞子、菟丝子、覆盆子等；潮热汗出者，加入五味子、山萸肉、瘪桃干、浮小麦等；肾虚腰痛者，常合狗脊、桑寄生、杜仲、续断等药；咽中如有物阻者，合半夏厚朴汤；夹湿热者，合二妙散；气郁者，加入香附、郁金。何师及其学生在《新中医》发表的"何迎春辨治慢性疲劳综合征用药规律探讨"中讲述了二仙汤的用药规则。

11. 血府逐瘀汤　血府逐瘀汤为清代王清任所创，其在所著的《医林改错》中创造性地阐述了脏腑理论、脑髓理论和气血理论，提出血瘀证的共同病机是瘀血阻滞，并创制了一系列活血化瘀的名方，其中最具代表性的就是血府逐瘀汤、膈下逐瘀汤、少腹逐瘀汤、通窍活血汤、身痛逐瘀汤，称为"五逐瘀汤"。"五逐瘀汤"以川芎、当归、红花、桃仁、赤芍为基础药物，均有活血祛瘀止痛之效。

何师认为人体的情志活动与气血运行密切相关，可互相影响。情志不遂则引发气血运行异常，气血运行失常亦可导致情志不舒。《医林改错·血府逐瘀汤所治之症目·俗言肝气病》中就有相关的记述："无故爱生气，是血府血瘀，不可以气治，此方应手效。"

何师近年来应用血府逐瘀汤治疗顽固性失眠也有很好的疗效。

12. 五苓散　五苓散出自《伤寒论》，太阳病误下或过汗，表邪不解，邪陷入里，由经入腑，影响膀胱气化功能，导致水蓄下焦，津液输布过程受到影响，津液不能上承，则出现口渴欲饮、饮不解渴、小便不利等症状。

何师认为，五苓散温通利水，可复三焦气化，使水液得以正常输布，为调节三焦气化功能之首选方，更重要的是此为通阳化气之方，凡辨证属膀胱阳气不振，水气凝而不化者，皆可用之。何师临证常应用五苓散合五皮饮加减治疗水肿、泄泻，同时对眩晕、耳鸣、睡眠障碍、视网膜静脉炎等疾病也有显著疗效，还可治疗胃炎、胸腔积液、心包积液等疾病。何师在临床辨证时，始终抓住脾虚湿盛这一病机，并且善于通过观察舌苔厚薄，判断患者体内湿邪的轻重程度，治疗时通过加减五苓散合五皮饮的药物剂量和组成，以调整健脾、祛湿、利水、行气等功效的强弱，每每取得较好疗效。何师及其学生曾在《浙江中医杂志》上发表"何迎春应用五苓散合五皮饮临证验案举隅"，对此进行了详细叙述。

临证中，若湿邪盛者，加羌活、泽兰、佩兰、砂仁；若肝郁明显者，加郁金、香附、柴胡；若脾虚泄泻者，加芡实、金樱子、石榴皮；若肾虚明显者，加川续断、杜仲、菟丝子；若伴腹痛者，加延胡索、乌药、炒白芍。

13. **香砂六君子汤** 根据慢性胃炎的病因病机，何师认为治疗慢性胃炎重在补益脾胃、调畅中焦，如甘腻峻补，反碍脾胃气机。临床上常以香砂六君子汤为主方，并兼顾寒、湿、热、郁、痰、瘀等不同致病因素，灵活化裁。

何师认为脾胃之病，多兼肝郁，应当肝脾同治，故常在香砂六君子汤的基础上加入疏肝柔肝之品，但因其本为脾虚，故多用轻灵之品，理气而不伤正，药用柴胡、佛手、玫瑰花、梅花之类。何师治疗各型慢性胃炎，常在香砂六君子汤调补脾胃的基础上，兼顾阴阳寒热之偏盛，标本兼治，灵活化裁。偏阳虚者，轻者加桂枝、干姜温中补虚，重者加附子补命门之火以助脾阳；偏阴虚者，加沙参、麦冬、石斛等以滋养胃阴；湿重者，加苍术、藿香、佩兰、薏苡仁等化湿和胃；热重者，加黄芩、连翘、蒲公英、败酱草等清热宁胃；肝郁重者，加柴胡、枳壳、香附、郁金等疏肝理气；食滞者，加炒鸡内金、六神曲、山楂等消食化滞；夹瘀者，加丹参、延胡索、炒川楝子、徐长卿等化瘀定痛；湿浊内盛者，加荷叶、决明子、绞股蓝、蒲黄、肉桂、山楂等化浊降脂；反酸者，加海螵蛸、瓦楞子制酸止痛；腹胀明显者，加炒枳壳、厚朴、莱菔子行气导滞；胃气上逆者，轻则合左金丸降逆止呕，重则加旋覆花、代赭石重镇降逆。

14. **增液汤** 增液汤出自《温病条辨》，主治阳明温病，其人素体阴虚，大便数日不行者。方中玄参主治腹中寒热积聚，其气轻清而苦，体重浊而咸，能使升者升而降者降，寒热积聚自散，启肾水以滋阴润燥，壮水之主，以制阳光，是为君药。

何师认为津亏气虚是老年习惯性便秘的基本病机，人年老体衰，血虚津亏。气虚则肠道蠕动缓慢，传导失司，无力推动粪便排出，如《石室秘录》云："大便秘结者，人以为大肠燥甚，谁知是肺气燥乎，肺燥则清肃之气不能下行于大肠。"血虚则肠道干涸，失于濡润，通降失司。阴津亏耗和气虚推动乏力，犹如河水行舟，水道干涸，则舟楫难行，形成习惯性便秘。此类患者临证治疗不可轻易攻下，当以"补"法为要，补气、补血、补液为先，养阴生津、润肠通便，取补药以泻药之用，即"塞因塞用，增液行舟"之意。

何师临证治疗便秘时常加入补气、行气之品，使补而不滞，药物常用白术、黄芪、桔梗、升麻、枳壳等。另外，考虑到老年人的体质特点，她在治疗老年功能性便秘时还常配伍肉苁蓉等补益肾精，莱菔子、决明子、柏子仁等油脂类润肠通便，制远志、合欢皮等舒缓情志、安神定志。

何师遵循"滋阴润燥，养阴增液"的理论，亦多在临床中运用加味增液汤治疗慢性咽炎。加味增液汤组方：玄参，生地黄，麦冬，芦根、北沙参，桔梗，木蝴蝶，藏青果，蜂房，甘草。何师以玄参、生地黄、麦冬三味为主药，功能增液润燥。方中玄参苦寒，养阴生津，启肾水以滋肺燥，生地黄甘寒养阴润燥，麦冬甘寒增液润燥，配以芦根、北沙参养阴清热生津，木蝴蝶苦甘凉，功能清肺利咽，桔梗辛开散结，甘草清热解毒，桔梗、甘草为张仲景之"桔梗汤"，藏青果清热生津、解毒，蜂房祛风止痛。诸药配伍，共奏增液润燥、清热利咽散结之功。同时，在服药期间，何师不忘嘱患者，少食辛辣刺激食物，避免过度发音讲话，多食富有清润作用的食物，如萝卜、梨等。何师及其学生曾在《甘肃中医学院学报》上发表"何迎春教授应用增液汤加味治疗咳嗽临床举隅"，对其进行了详细论述。

15. 鼻炎方 过敏性鼻炎是一种以反复发作鼻痒、鼻塞、喷嚏、流清涕为主要表现的鼻病，中医属"鼽""鼻鼽""鼽嚏"等范畴。《严氏济生方》曰："夫鼻者，肺之所主，职司清也，调适得宜，则肺脏宣畅，清窍自利。"何师认为过敏性鼻炎以肺气虚寒证为主，临床常采用鼻炎方温肺散寒。

鼻炎方属何师自拟方，取《伤寒论》中桂枝甘草麻黄生姜大枣细辛汤为底方化裁，用四君子益气健脾，并酌加通窍之品而成。该方由党参、茯苓、炒白术、防风、辛夷、苍耳子、蜜麻黄、桂枝、炒白芍、蜜甘草、大枣、干姜、细辛等药组成，常加炒麦芽、炒谷芽等顾护脾胃。其中党参、白术、茯苓健脾祛湿；防风、辛夷、苍耳子散风寒、通鼻窍，为鼻炎常用药；麻黄为"肺经专药"，主中风、伤寒头痛、温疟。麻黄发表出汗，祛邪热，具有发汗解表、利水消肿、宣肺平喘的作用；桂枝同样味辛性温，且还有甘味，可入心、肺及膀胱经，具有发汗解肌、温通经脉、助阳化气等妙用，何师将其配伍取"麻黄汤"之意，用于治疗外感风寒表证；配伍芍药，取"桂枝汤"之意使营卫调和、表证自消；干姜、细辛温肺化饮，亦可助麻、桂解表；炙甘草甘温，益气润肺，调和诸药，缓和药性。

鼻炎诸证常虚实夹杂，何师采用中医序贯疗法，根据患者体质不同，四诊合参，行祛邪与扶正阶梯化治疗，或扶正气以助祛邪，或祛邪气以缓急症，遵循了中医标本缓急的原则。鼻炎方兼补益肺脾之气，使寒从表散，饮随温化，肺得宣降，鼻窍得通。在过敏性鼻炎的治疗中，兼肺脾气虚者，治以温补肺脾、散寒化湿，予鼻炎方治疗后再予十全大补汤补益气血；兼肾气虚弱者，治以温肺散寒，予鼻炎方后再予右归饮温肾固本；脾肾两虚者，治以温补脾肾，先予右归饮和十全大补汤健脾益肾，扶正补虚，再予鼻炎方。其阶段化治疗临床疗效显著。何师及其学生关于鼻炎方的治疗曾在《浙江中医药大学学报》上发表"何迎春自拟鼻炎方治疗过敏性鼻炎验案举隅"，对其进行了详细论述。

（朱微珍、孙建宇整理）

下篇

薪火相传篇

一、右归饮治疗过敏性鼻炎

右归饮源于明代张景岳的《景岳全书》，是张氏温肾填精的代表方。过敏性鼻炎是临床上常见、多发的一种鼻科疾患，属于中医"鼻鼽"范畴。其主要表现为鼻痒、阵发性喷嚏、大量水样涕、鼻塞等，多数患者伴有腰膝酸软、畏寒肢冷、大便稀溏，舌淡胖苔薄、脉沉迟无力。

案1：王某，男，13 岁，学生，2012 年 7 月 19 日初诊。

患者鼻痒流清涕、喷嚏 3 年余，加重 2 个月，伴鼻塞不闻香臭，晨起尤甚，遇寒加重，平素易感，汗出恶风，神疲乏力，时有畏寒肢冷，大便溏薄，舌淡边有齿痕，脉沉细无力。

中医辨证：肾阳虚损，温煦失职，肺气虚寒，卫表不固。

治法：温肾壮阳，益卫固表。

处方：右归饮合玉屏风散加味。

熟地黄 20g，山萸肉 20g，附子 10g（先煎），肉桂 2g，补骨脂 15g，菟丝子 20g，干姜 6g，黄精 15g，炙黄芪 30g，炒白术 15g，防风 15g，桂枝 10g，赤芍 20g，苍耳子 15g，辛夷 12g，生甘草 10g，大枣 20g，炒谷芽 20g。

服药 7 剂后，鼻塞缓解，流涕减轻，鼻嗅较前灵敏，畏寒偶发。上方加减继服 15 剂，诸症已消，随予苁蓉益肾颗粒 1 个多月巩固之，随访半年无复发。

按：《证治要诀》云"诸阳皆上于头面部，阳气虚者，可形成鼻鼽"。头为诸阳之会，鼻窍通畅需要阳气温煦，阳气充足，卫气强壮，可以抗御风寒入侵。反之肾阳不足，难以温养于肺，肺气虚寒，卫表不固，则腠理疏松，风寒乘虚而入，邪聚鼻窍，邪正相搏，肺气不宣，津液停聚，遂致喷嚏、流清涕、鼻塞等，发为鼻鼽。治宜温肾益肺，通阳开窍。本例采用右归饮合玉屏风散加减，使阳气恢复，玄府畅通，气机升降正常，故诸症缓解，疗效持久。

案2：许某，女，38岁，2012年8月30日初诊。

患者患过敏性鼻炎5年余，屡屡服药不能根治。近来反复发作，喷嚏不断、鼻流清涕、鼻塞鼻痒，早晚尤甚，伴胸膈满闷、口淡无味，畏寒肢冷，容易疲倦，腰酸膝软，舌淡苔白腻，脉濡软。

中医辨证：肾阳不足，兼内伤湿滞。

治法：温肾纳气通窍，化湿和中。

处方：右归饮合平胃散加减。

山萸肉30g，杜仲20g，熟地黄20g，山药20g，附子15g（先煎），肉桂5g，菟丝子20g，干姜6g，鹿角片6g，桑寄生30g，苍耳子15g，辛夷15g，苍术12g，厚朴12g，陈皮9g，广藿香10g，砂仁12g，半夏9g，炒麦芽30g，炒谷芽30g。

服药7剂后以上诸症均缓解，后随症加减，继服3周后，其病若失。继服苁蓉益肾颗粒1个月以巩固之。随访半年，无复发。

按：肾阳不足，则摄纳无权，气不归原，温煦失职，腠理、鼻窍失于温煦，则外邪易侵，而发为鼻鼽。本例患者除具肾阳虚诸症外，兼有胸膈满闷、口淡无味、舌淡苔白腻、脉濡软，为夏月常见病证——内伤湿滞。故治疗时在温肾壮阳的基础上加苍术、厚朴、藿香、砂仁等以化湿和中。

案3：杨某，女，58岁，2012年9月1日初诊。

患者因"腰痛1年余"就诊。该患1年来腰部隐隐作痛，缠绵不愈，遇劳更甚，卧则减轻，腰部发凉，喜温喜按，伴畏寒肢冷，神疲乏力，食少便溏，舌淡苔白，脉沉细。

中医辨证：肾阳不足，温煦筋脉失职，兼肾虚及脾，脾失健运。

治法：补肾壮阳，温煦筋脉，健脾益气。

处方：右归饮合补中益气汤加减。

山萸肉30g，山药20g，熟地黄20g，附子6g（先煎），肉桂2g，杜仲20g（后下），菟丝子20g，干姜6g，鹿角片10g，桑寄生30g，巴戟天15g，黄芪15g，党参15g，白术10g，升麻12g，陈皮15g，川续断15g，六神曲30g，炒谷芽30g。

服药7剂，上述诸症明显缓解，上方加减继服7剂，患者腰痛已十去七八，并述其鼻炎近来明显好转。追问病史，方知患者有过敏性鼻炎病史3年余，时常鼻塞、流清涕，喷嚏不断，晨起尤甚，因近1年腰痛明显，尤为困扰，故就诊时未告知鼻患。此次就诊，腰痛趋愈，鼻患亦收意外之效。继予苁蓉益肾颗粒1月余巩固之，随访半年无复发。

按：若肾阳不足，则命门火衰，不能温养脾肺，水液失于温化、固摄，寒水上泛不能自收，内外邪浊结聚鼻窍，可致鼽嚏；肾损及脾，脾气亏虚，症见神疲乏力、食少便溏等；腰为肾之府，由肾之精气所溉，肾阳虚损，腰府失于温煦，故发生腰痛。该患虽因腰痛就诊，究其病因为肾阳不足，予右归饮合补中益气汤加减，肾阳得补，脾气得健，诸症皆愈。

【体会】肾为水火之宅，一身阳气之根本，所谓"五脏之阳，非此不能生"，诸脏皆有赖于肾阳的温煦、推动作用。右归饮主要用于治疗肾虚阳损、精血不足、气怯神疲、腰膝酸软等病症。方剂体现了张景岳"善补阳者，以阴中求阳"的治疗原则和扶阳配阴、阴阳并用的组方法度。过敏性鼻炎为临床常见病，反复发作，不易根治，多为本虚标实、虚实夹杂之证。治病必求其本，补助一身之元阳，肾阳之虚得补，其他脏腑得以温煦，从而消除或改善全身肾阳虚诸证。

（宋菲菲整理）

（本文节选自《广西中医药大学学报》，2015 年 3 卷第 18 期 18—19 页）

整理者简介：宋菲菲（1989—），2014 年 6 月毕业于浙江中医药大学，硕士研究生，现就职于山东省海阳市第三人民医院。跟师时间为 2011 年 9 月—2014 年 6 月，中医内科学专业。发表论文：何迎春应用右归饮治疗过敏性鼻炎临床举例。毕业论文：甲状腺激素水平与轻度认知功能障碍、脾肾两虚证相关性研究。

二、应用增液汤加味治疗慢性咳嗽

增液汤出自《温病条辨》，由玄参、麦冬、生地黄组成，临床用治热邪伤津、津亏肠燥、无水舟停之便秘，具有增液润燥的功效。笔者随师抄方期间，发现应用增液汤治疗慢性咳嗽，效果显著。

1. 鼻窦炎引起咳嗽

案：杨某，女，37 岁，2013 年 10 月 31 日初诊。

既往有鼻窦炎史 3 年，自诉咽痒干咳 1 月余。患者 1 个月前不慎受凉后出现鼻塞流涕，咽痒咽痛，干咳无痰，曾自行服用抗生素及止咳类药物（具体不详），但效果不明显。刻下症见：干咳少痰，咳痰不爽，痰黏稠色黄，喉燥咽痛，伴有鼻流黄涕，口干，大便干结，纳寐尚可，舌质暗红，舌苔白腻，脉细数。两肺听诊呼吸音清，未闻及干湿性啰音。胸片显示双肺无异常。

中医辨证：风热犯肺，热邪伤津。

治法：滋阴清肺，润燥止咳。

处方：增液汤加味。

玄参 30g，生地黄 30g，麦冬 20g，桔梗 10g，藏青果 30g，木蝴蝶 6g，干芦根 6g，南沙参 20g，北沙参 20g，生甘草 6g，蜂房 6g，丹参 15g，草豆蔻 12g，茯苓 30，苦杏仁 15g。水煎服，每日 1 剂。

5 剂后咳嗽好转，喉燥咽痛消失，口干减轻，大便通畅，原方继加土茯苓 15g、郁金 15g。

继续服用 7 剂后诸症消失，随访半年无复发。

按：风热之邪袭肺，热病日久，致肺津被耗，肺不布津，机体失养，内生肺燥，见口干咽燥，干咳痰稠量少，不易咳出，舌质红；阴虚则内热生，继而肺燥形成，肺失宣肃，通调失职，水津输布、运行和排泄不利，从而影响脾主运化功能而现脾虚湿困之象，口干不欲饮水，舌苔厚腻，属于湿邪困脾之象。增液汤有增液润燥、生津止咳之功，何师善在原方基础上加入南沙参、北沙参以滋阴润肺，藏青果、桔梗、木蝴蝶清热养阴、利咽生津，此例患者舌苔厚腻，故加茯苓、草豆蔻、苦杏仁以健脾除湿。全方共奏养阴生津、润燥止咳、健脾利湿之功。清代医家石寿棠所说"燥郁则不能行水而又化湿，湿郁则不能布津而又化燥"，正是对此证的精辟概括，应用此方取得较好疗效。

2. 胃食管反流引起咳嗽

案：汪某，男，42 岁，2013 年 11 月 7 日初诊。

患者诉干咳无痰 2 月余，多发于白天，平素时觉胃脘胀满，食后尤甚，常伴烧心，泛酸，嗳气频作。刻下症见：干咳少痰，口苦口臭，胃纳欠佳，大便尚调，舌质暗红，苔薄黄，脉弦数。两肺听诊呼吸音清，未闻及干湿性啰音。胃镜示浅表性胃炎；呼气试验幽门螺杆菌（-）。即往有糖尿病病史5年。

中医辨证：肝气犯胃，胃火炽盛，火盛津亏，伤及肺津。

治法：疏肝理气，清热和中，养阴生津。

处方：增液汤加味。

玄参30g，生地黄30g，麦冬20g，桔梗10g，藏青果30g，木蝴蝶6g，干芦根6g，南沙参20g，北沙参20g，生甘草6g，蜂房6g，丹参15g，柴胡12g，炒白芍15g，炒谷芽30g，败酱草30g。水煎服，每日1剂。

患者服用2剂后干咳症状明显减少，连服5剂后，胃纳渐佳，继续服7剂后诸症均缓解，舌苔薄白而润。

按：手太阴肺经起于中焦，下络大肠，还循胃口，通过膈肌，属肺，从肺系。《内经》云："五脏六腑皆令人咳，非独肺也。"陈修园在《医学三字经》中说："肺为脏腑之华盖，只受得本脏之正气，受不得外来之客气，客气干之则呛而咳矣。"《证治汇补·吞酸》云："大凡积滞中焦，久郁成热，则本从火化，因而作酸者，酸之热也。"胃为水谷之海，以降为和，胃气上逆则嗳气吞酸。中焦为调节气机之枢纽，胃失和降，郁热上干于肺则咳嗽。肝气过盛犯胃致胃火炽盛，见烧心，两胁疼痛，干咳，少痰，善太息，胃脘胀满等。肺胃郁热日久，肺津亏耗，故见痰黏不易咳出，口苦，口臭，大便干结，舌红苔黄腻，脉弦数。增液汤既能增液行舟补肾阴，又能清火泻火祛肺胃实热，另加柴胡、丹参、白芍柔肝敛阴，润养胃腑，化瘀通络，止痛消胀，败酱草制胃酸清胃热。现代医家认为，其"可用于内伤杂病属津亏液损者"。本案由肝郁化热犯肺所致，治宜清肝泻火、养阴生津、和胃降逆，故应用增液汤加味治疗肝郁化热犯肺者，效果显著。

3. 慢性支气管炎引起咳嗽

案：苑某，女，50 岁，2013 年 11 月 14 日初诊。

主诉：反复咳嗽咳痰 2 年，加重 3 天。刻下症见：咳嗽、咳痰，咳声短促，痰白质黏，口燥咽干，伴有胸闷、气喘、腰酸腿软、神疲乏力、盗汗，胃纳欠佳，大便秘结，舌质红少苔，脉细数。两肺听诊呼吸音清，两下肺可闻及少量湿性啰音。血常规检查示嗜酸性粒细胞增高，其余正常。胸部 X 线检查无明显异常。

中医辨证：肺阴亏虚，久病及肾，肾不纳气。

治法：养阴生津，补肾纳气，化痰止咳。

处方：增液汤加味。

玄参 30g，生地黄 30g，麦冬 20g，桔梗 10g，藏青果 30g，木蝴蝶 6g，干芦根 6g，南沙参 20g，北沙参 20g，生甘草 6g，蜂房 6g，黄芪 20g，黄精 20g，山萸肉 20g，炒谷芽 30g。水煎服，每日 1 剂。

患者服用 1 剂后大便已解，3 剂后口干减轻，痰易咳出，5 剂后咳嗽气喘症状明显缓解，胃纳渐佳。原方生地黄用量减量至 20g，藏青果减量至 20g，余药不变，继服 5 剂调理后症状消失。

按：中医认为久咳伤阴，或热病后期，肺失濡养导致阴津不足，肺阴亏虚，则虚热内生，日久虚火内灼，耗伤阴液，致肾阴不足，不能上滋肺金而虚火上炎。肺为热蒸，气机上逆而为咳嗽；津为热灼，炼液成痰，量少质黏；咳嗽、咳痰日久，痰浊内蕴，日久耗气伤阴，母病及子，久病及肾，肾不纳气，见气短；"腰为肾之府"，肾阴不足，见腰膝酸软，神疲乏力。增液汤原为增肠中之液，使肠燥便秘得通，即所谓增水行舟之意，但对肺肾阴虚内热不解者亦适用。方中玄参、生地黄滋肾阴，麦冬养肺阴，三味合用，治疗肺肾阴虚引起的内热心烦、口干咽燥、干咳少痰、潮热盗汗等；另加沙参、干芦根、藏青果滋养肺阴，生津润燥；甘草甘缓和中；桔梗、苦杏仁、木蝴蝶宣肺利气，化痰止咳；黄芪、黄精、山萸肉补肾纳气。全方共奏养阴生津、润燥止咳、补肾平喘之功。

【讨论】增液汤出自《温病条辨》，由玄参、麦冬、生地黄组成。方中重用玄参，苦咸而凉，滋阴润燥，壮水制火，启肾水以滋肠燥；生地黄甘苦而寒，清热养阴，壮水生津，以增玄参滋阴润燥之力；又用甘寒之麦冬，滋养肺胃阴津以润肠燥。本方为治疗津亏肠燥所致大便秘结之常用方，也是治疗多种内伤阴虚液亏病证的基础方。本篇所论咳嗽，均有干咳无痰或痰少不易咳出，共同病机为肺津被伤，肺失滋润，肃降失常，气道不利，上逆而咳。治疗重在润肺生津，肺津得复，则痰液增加或痰白稀薄，痰即排出，气道通畅，咳嗽即消。因此，我们应用此方润肺生津，化痰止咳，在对肺热伤津型、肝郁化热犯肺型及肺肾阴虚型咳嗽的治疗上收到较好的疗效。

（吴怡逸整理）

（本文节选自《甘肃中医学院学报》，2015 年 1 卷
32 期 16—17 页）

整理者简介：吴怡逸（1989—），2015 年毕业于浙江中医药大学，硕士研究生，现就职于杭州市中医院。跟师时间为2012 年 7 月—2015 年 5 月，中医药防治老年病方向。发表论文：何迎春教授应用增液汤加味治疗咳嗽临床举隅。毕业论文：从肺功能水平探讨 COPD 与轻度认知障碍的相关性及中医证型研究。

三、辨治六郁经验

朱丹溪继《内经》所提出的"五郁"之后，首倡"气、血、痰、火、湿、食"六郁之说。《丹溪心法》曰："气血冲和，万病不生。一有怫郁，诸病生焉，故人身诸病多生于郁。"其中详尽地论述了六郁病证的病因病机、症状以及治法与方药。我们对六郁的治疗有其独到心得，辨证施治，遣方用药颇有良效。

1. 六郁论治

（1）气郁：

案：许某，男，52岁，2017年3月14日初诊。

自诉焦虑忧郁2年余。刻下症见：胸闷烦躁，惊恐不安，思虑无穷，忧患不已，胃胀不适，纳差，疲乏无力，失眠多梦。舌红苔薄黄腻，脉弦。

中医辨证：肝胆气郁，痰火扰心。

治法：和解清热，镇惊安神。

处方：柴胡加龙骨牡蛎汤加减。

柴胡6g，黄芩10g，党参15g，姜半夏10g，茯苓15g，生龙骨30g（先煎），生牡蛎30g（先煎），桂枝15g，生姜皮10g，大枣10g，炒谷芽30g，香附15g，合欢皮15g，十大功劳叶15g，六神曲30g（包煎），知母6g，地骨皮10g，草果（后下）6g。7剂，水煎服，日1剂，分2次服用。

3月21日二诊：患者诉烦闷、多梦、乏力较前好转，胃部仍感痞闷不舒，上方去十大功劳叶、知母、地骨皮、草果，加莱菔子15g、厚朴20g、陈皮10g、败酱草30g，再进7剂。

3月28日三诊：患者诉睡眠可，烦躁好转，胃痞已消，再进7剂以巩固疗效。

按： 此例辨为少阳气郁，枢机不利，痰火上炎，心神被郁。患者忧思日久，精神紧张，肝气郁滞，故见胸闷烦躁，惊恐不安，思虑无穷，忧患不已；郁久化热，痰火上炎，心神被郁，故见失眠多梦；肝气犯胃，故见胃胀不适，纳差；病久正气亏虚，故见疲乏无力；舌红、苔薄黄腻、脉弦为痰热内扰之象。柴胡加龙骨牡蛎汤出自《伤寒论》，由柴胡、龙骨、黄芩、生姜、铅丹、人参、桂枝、茯苓、半夏、大黄、牡蛎、大枣等组成，原用于"伤寒八九日下之，胸满烦惊，小便不利，谵语，一身尽重，不可转侧者"。以患者证机加减化裁，疗效颇佳。此方中小柴胡汤和解少阳、宣畅枢机；桂枝通达郁阳；龙骨、牡蛎重镇安神；茯苓淡渗利水、宁心安神；去甘草，免其甘缓留邪；香附、合欢皮疏肝理气；草果、知母燥湿清热；十大功劳叶、地骨皮清热补虚。诸药合用，共奏和解少阳、通阳泄热、重镇安神之效。

（2）血郁：

案： 秦某，女，39 岁，2017 年 8 月 15 日初诊。

自诉月经量少 2 年余，每次行经 3 日净，色紫黑，痛经，有血块，伴急躁易怒、夜寐不安、多梦，面部生斑，咽部异物感，乏力，胃纳一般，二便无殊。舌暗边有瘀斑，苔薄腻，脉细涩。

中医辨证：瘀血内阻，气机郁滞。

治法：活血祛瘀，行气解郁。

处方：血府逐瘀汤加减。

生地黄 15g，赤芍 15g，当归 15g，川芎 10g，桃仁 10g，红花 10g，柴胡 10g，枳壳 20g，牛膝 10g，炙甘草 6g，桔梗 20g，丹参 15g，香附 15g，郁金 15g，合欢皮 10g，陈皮 15g。7 剂，水煎服，日 1 剂。

8月22日二诊：心情、夜寐、咽干咽痒较前好转，月经未至，伴少许干咳，加浙贝母10g、玄参15g、紫苏叶10g，以润肺止咳。

8月29日三诊：月经至，诸症好转，再进7剂巩固疗效。

按：此例辨为瘀血内阻，气机郁滞。女子以血为本，患者瘀血内停，冲任阻滞，故经行涩少，色紫黑有血块，痛经；瘀血阻滞，气机不畅，肝郁化火，故急躁易怒，夜寐不安，多梦；血行不畅，停滞于面部肌肤则发为暗斑；舌暗边有瘀斑，苔薄腻，脉细涩，为血瘀之征。血府逐瘀汤出自清代王清任《医林改错》，"立血府逐瘀汤，治胸中血府血瘀之症"，具有活血化瘀、理气止痛功能，是行气活血代表方剂。因本方既能活血，又能调气，后世将其广泛应用于各种妇科疾病。《医林改错》曰："急躁，平素和平，有病躁急，是血瘀，一二付必好。"又云："夜睡梦多，是血瘀，此方一两付痊愈，外无良方。"此方以桃红四物汤活血化瘀兼以养血，四逆散调畅气机。方中桃仁、红花、赤芍、川芎、丹参活血祛瘀，配伍当归、生地黄活血养血，祛瘀而不伤正；柴胡、枳壳、香附、郁金、合欢皮、陈皮条达气机，行气解郁；桔梗载药上行可作舟楫之功，使药力发挥于胸中血府，牛膝可引瘀血下行，二者一升一降以使气机通畅。诸药相合，共奏活血化瘀、行气解郁之功。施璐霞总结了血府逐瘀汤在妇科疾病中的应用，引用《古方汇总·妇科门》所言："妇人之症，总以调和气血为主，气血调，经脉和，腠理固，病以何生。"

（3）湿郁：

案：徐某，男，29岁，体形微胖，2017年6月20日初诊。

患者腹泻10余年，少年时饮食不节致胃肠损伤，腹泻10

余天，后食生冷不洁易泄泻。2015 年有 4 次"不全性肠梗阻"病史，2016 年 1 次"不全性肠梗阻"病史，查胃镜肠镜均无殊。刻下症见：大便稀溏，2~3 次/天，喜食辛辣厚腻，胃纳不适，性急躁。舌淡红，边有齿痕，苔白腻，脉细滑。

中医辨证：脾虚湿盛。

治法：健脾除湿，理气止泻。

处方：五苓散合五皮饮加减。

茯苓 15g，桂枝 15g，猪苓 10g，车前草 15g，炒白术 15g，泽泻 30g，陈皮 10g，干姜 6g，生桑白皮 15g，大腹皮 15g，香薷 15g，羌活 10g，荷叶 15g，藿香 10g，厚朴 15g，绞股蓝 15g。共 7 剂，水煎服，日 1 剂，分 2 次服用。

6 月 27 日二诊：诉大便已成形，每天 1~2 次，下焦湿邪已去，诸症好转，予六君子汤健脾益气再进 7 剂。

按：《内经》认为"清气在下，则生飧泄"，而"脾主为胃行其津液者也"。故脾虚升清无力，浊阴不降，则见泄泻。《脾胃论》谓："百病皆由脾胃衰而生也。"脾胃为后天之本，脾虚失运，湿邪内生，加之喜食辛辣厚腻，湿阻中焦，则见胃纳不适、脾虚肝乘。性急躁，舌淡红边有齿痕，苔白腻，脉细滑，皆为脾虚湿盛之象。何师治以五苓散合五皮饮健脾理气、利水渗湿，利小便而实大便。五苓散中，泽泻甘寒，直入肾经与膀胱经而利尿，茯苓、猪苓功可利水渗湿，三药配伍能淡渗利水、导水下行、通利小便。白术健脾，助运化水湿，桂枝外解太阳之表、内助膀胱之气化。五皮饮中，茯苓皮利水渗湿健脾，生姜皮辛散水饮，桑白皮肃降肺气、通调水道，大腹皮理气兼除湿。何师在原方基础上改生姜皮为干姜，以温补脾阳；加用香薷、羌活、荷叶、藿香、厚朴、绞股蓝化湿补虚合之，共奏健脾化湿、理气止泻之功。

（4）痰郁：

案：王某，女，39岁，2017年7月18日初诊。

患者自诉焦虑忧郁8个月余、2016年始出现咽喉部异物感，咳吐淡红色痰涎，2017年2月加重，咳血鲜红，辗转多家医院，曾行肺部CT、胃镜、喉镜检查均未见明显异常，经治疗后略缓解，仍偶有咯血，呈淡红色。目前伴急躁易怒，胸部触痛，晒太阳后背部痒痛，怒后症状加重，口气秽臭，胃纳欠佳，二便尚可，夜寐可。舌淡红苔薄腻，脉细弦。

中医辨证：气滞痰凝，阻滞胸咽。

治法：行气开郁，化痰散结。

处方：半夏厚朴汤加减。

姜半夏12g，厚朴10g，茯苓20g，紫苏叶15g，香附15g，郁金10g，桑白皮15g，地骨皮15g，合欢皮15g，炒麦芽30g，白鲜皮15g，木香10g，生龙骨30g（先煎），生牡蛎30g（先煎），桂枝10g，炒白芍20g，干姜6g，炙甘草6g，大枣10g。7剂，水煎服，日1剂。

7月25日二诊：诉咽喉部异物感较前好转，咯血基本消失，饮酒后仍感胸痛，上方加乌药10g，再进7剂巩固疗效。

按：《仁斋直指方·梅核气》指出"七情气郁，结成痰涎，随气积聚，坚大如块，在心腹间，或塞咽喉如梅核粉絮样，咯不出，咽不下"。《古今医鉴·梅核气》也指出："梅核气者……始因喜怒太过，积热蕴酿，乃成痰涎郁结，致斯疾耳。"此例因忧思日久，郁怒伤肝，肝气郁结，气郁生痰，搏结于咽胸所致。患者情志不遂，肝气郁结，故见急躁易怒，怒后加重；痰气互结，循经上行，停聚于咽，日久化火损伤络脉，故见咽部异物感，咯血；痰气搏结于胸背，故见胸痛、背痛；肝气犯胃，故见胃纳欠佳，口气秽臭。舌淡红苔薄腻，脉细弦，为痰气互结之象。半夏厚朴汤出自《金匮要略》，由半夏、厚朴、茯苓、生姜、紫苏叶等组成。《金匮要略》云："妇人咽中如有炙脔，半夏厚朴汤主之。"《医宗金鉴·订正金匮要略注》记载："咽中如有炙脔，谓咽中有痰涎，如同炙肉，咯之不出，咽之不下者，即今之梅核气病也。此病得于七情郁气，凝涎而生。故用半夏、厚朴、生姜，辛以散结，苦以降逆；茯苓佐半夏，以利饮行涎；紫苏芳香，以宣通郁气，俾气舒涎去，病自愈矣。此证男子亦有，不独妇人也。"何师以患者证机加减化裁，疗效颇佳。

（5）火郁：

案：孟某，男，65岁，2017年4月25日初诊。

患者主诉双耳响鸣10余年，加重1个月。刻下症见：双耳胀闷、堵塞、刺痛感，右耳明显，伴喉间有痰，不易咳出。舌质红苔薄白稍腻，脉涩弱。

中医辨证：阴火内郁，清窍失养，痰瘀互结之耳鸣。

治法：升阳散火，化瘀开窍。

处方：升麻15g，柴胡12g，葛根15g，羌活10g，独活15g，防风10g，党参15g，白芍15g，炙甘草10g，茯苓30g，浙贝母20g，炒谷芽30g，金荞麦20g，陈皮15g，丹参15g，川芎20g。7剂，水煎服，每日1剂。

二诊：服药后患者自觉耳鸣、胀闷明显好转，咽中有痰亦好转，遂以前方继服7剂，诸症基本痊愈。

按：此病系阴火内郁、清窍失养、痰瘀互结所致。患者喜食肥甘之品，日久伤及脾胃，终致阴火内生。脾虚而升清不足，耳窍失养，日久夹瘀，则见双耳胀闷、堵塞、刺痛感；脾虚生痰，结于咽喉，则见喉间有痰，不易咳出；舌质红，苔薄白稍腻，脉涩弱，为阴火内郁，痰瘀互结之象。升阳散火汤出自李东垣的《内外伤辨惑论》："升阳散火汤，治男子妇人四肢发困热，肌热，筋骨间热，表热如火，燎于肌肤，扪之烙手。夫四肢属脾，脾者土也，热伏地中，此病多因血虚而得之。又有胃虚过食冷物，郁遏阳气于脾土之中，并宜服之。"方药组成：升麻、葛根、独活、羌活、白芍、人参（以上各五钱），甘草（炙）、柴胡（以上各三钱），防风（二钱五分），甘草（生，二钱）。方中升麻、柴胡、葛根升阳散火，并能助脾胃升发清气；党参、炙甘草之甘温补益中气；羌活、独活、防风舒解脾土之郁遏兼发越郁火，使阴火得散；炙甘草合白芍酸甘化阴，补阴液之虚；炒谷芽、陈皮健脾理气以助运化；金荞麦、浙贝母化痰散结；丹参、川芎活血化瘀。全方共奏健脾宣散郁火、化瘀开窍之功，使郁火散、痰湿化、血瘀消而病症解除。

（6）食郁：

案：杨某，男，50岁，2017年10月31日初诊。

自诉心烦易怒，脘腹痞闷不适，呃逆，嗳气泛酸，口苦，大便不爽，小便不利，曾行胃镜检查提示慢性浅表性胃炎、反流性食管炎。舌红苔薄腻，脉弦滑。既往有高血压、糖尿病、高脂血症、高尿酸血症。

中医辨证：肝胃不和。

治法：运脾疏肝，行气解郁。

处方：枳术汤加减。

炒枳实30g，白术15g，黄芩10g，干姜6g，木香6g，草豆蔻10g，炒莱菔子30g，厚朴20g，姜半夏15g，茯苓30g，紫苏叶10g，焦栀子10g，连翘10g，丹参15g，香附15g，郁金15g，炒谷芽30g，羌活6g，佩兰10g，下剂，泽泻10g。水煎服，每日1剂，分2次服用。

二诊：服药后患者胃部不适好转，呃逆缓解，诸症好转，遂未再服药。

按：患者平素情志不舒，心烦易怒，久则成郁；肝气横逆犯胃，则见脘腹痞闷不适；胃气上逆，则见呃逆，嗳气泛酸，口苦；日久脾虚生湿，故见大便不爽，小便不利。舌红苔薄腻，脉弦滑，为肝气犯胃之象。枳术汤出自《金匮要略》："心下坚，大如盘，边如旋盘，水饮所作，枳术汤主之。"叶天士在《临证指南医案·脾胃》篇中说："脾宜升则健，胃宜降则和。"枳术汤以白术健脾升清，枳实消滞和胃，消补兼施，寓消于补之法。木香、厚朴、炒莱菔子、炒谷芽、茯苓、干姜健脾温脾行气和胃；香附、郁金、丹参疏肝理气；羌活、泽泻、佩兰、草豆蔻化湿运脾；黄芩、焦栀子、连翘、紫苏叶清热。气滞得行，脾虚得补，则诸症自除。

2. 结语

气郁：《证治汇补·郁证》云"郁病虽多，皆因气不周流，法当顺气为先，开提为次，至于降火、化痰、消积犹当分多少治之"。何师认为肝属木，主疏泄，调一身之气，故气郁主要指肝气郁滞，主张"气郁疏之"。何师喜用柴胡疏肝散主之；气郁日久化火，则以丹栀逍遥汤为主；若肝胆气郁，痰火扰心，当以柴胡加龙骨牡蛎汤治之。

血郁：清代叶天士云"郁则气滞，气滞久必化热，热郁则津液耗而不流，升降之机失度，初伤气分，久延血分"。气为血帅，气行则血行，若肝气郁滞，气行不畅则血瘀，而郁久化热，郁热灼伤营阴，亦血滞而为瘀。瘀阻心脉而见胸痹、心悸、不寐；瘀阻胞络而见月事不调、痛经、不孕、经闭；脘腹作痛、头目疼痛等诸多征象。何师临床常见面生斑痘、心悸、不寐及月事不调者，主张"血郁通之"。瘀血所致黄褐斑、痤疮喜用桃红四物汤化裁；瘀血所致胸痹心痛用丹参饮效更佳；

瘀血所致不寐、月事不调以血府逐瘀汤主之。

湿郁：《素问·至真要大论》曰"诸湿肿满，皆属于脾"。刘元素在《宣明论方》里指出"夫诸湿者，湿为土气，火热能生土，湿也"。一方面，由于大热怫郁，水液不能宣通，停滞而生水湿也。另一方面，热邪也常兼湿（如暑邪、湿温等），湿邪可阻滞气机，使热邪更炽；而热邪也可造成气郁，令湿邪更盛。脾虚湿盛、湿盛困脾，且常兼夹火热为患，主张"湿郁化之"。若脾虚湿盛，以五苓散合五皮饮主之；湿热俱盛，甘露消毒丹主之；湿重于热，三仁汤主之；若脾虚湿盛，夹湿夹热，则用资生丸治之。

痰郁：《景岳全书·杂证谟·痰饮》中述"盖痰涎之化，本由水谷，使脾强胃健，如少壮者流，则随食随化，皆成血气，焉得留而为痰。唯其不能尽化，而十留其一二，则一二为痰矣；十留三四，则三四为痰矣；甚至留其七八，则但见气血削，而痰证日多矣"。何师师从朱良春先生，对痰证颇有心得，主张"痰郁祛之"。痰郁中焦，温胆汤主之；痰郁于咽，半夏厚朴汤主之；痰蒙上扰，半夏白术天麻汤主之；痰阻中焦，二陈汤主之。

火郁：人体所谓的"热邪"多是由于阳气闭郁产生的，即王孟英言"风寒燥湿悉能化火，此由郁遏使然"，朱丹溪也言"气有余便是火"。治疗火郁，何师主张"火郁散之"。凡辨证属阴火内伏者，皆喜用升阳散火汤加减，且每获良效；痰火内扰则用温胆汤加减；若肺火旺，则以泻白散加减；若脾胃伏火，则以泻黄散加减。

食郁：《临证指南医案·胃脘痛》中云"宿病冲气胃痛，今饱食动怒痛发，呕吐，是肝木侵犯胃土，浊气上踞，胀痛不休，逆乱不已……一夫痛则不通"。治宜消食导滞、和中解郁。其病机是气机郁滞，脾运失司，不能消谷磨食，积而不消；病位在肝脾，与心有密切关系。明代孙一奎在《赤水玄珠》中云："食郁者，其状嗳酸，胸腹胀满，不能食，或呕酸水，恶闻食气，宜二陈汤加苍术、神曲、麦芽，或保和丸。"明代万密斋《保命歌括》中以加味枳术丸（即枳术丸加陈皮、山楂、苍术、香附各一两）或钱氏异功散治疗食郁。结合前人经验，主张"食郁下之"。若肝气犯胃以枳术汤加减、若痰湿中阻则以平胃散加减、湿热中阻喜用温胆汤加减。

何师临证多年，熟谙经典，治学严谨，医术精湛，行医二十余载，对六郁有着丰富的临床经验。朱丹溪有六郁，尤擅治气郁、痰郁、湿郁、火郁；认为气、血、火、食、湿、痰中，气郁为先导，痰湿、火热夹杂。肝郁气滞，脾胃失和，柴胡疏肝散主之；肝郁化火，横逆犯胃，丹栀逍遥散主之；肝胆气郁，痰火扰心，柴胡加龙骨牡蛎汤主之；气滞痰凝，阻滞胸咽，半夏厚朴汤主之；痰热内郁，扰动心神，黄连温胆汤主之；脾虚湿盛，五苓散合五皮饮主之；湿温初起，湿重于热，三仁汤主之；阴火内伏，阳气抑郁，升阳散火汤主之。在临床辨证时，何师始终抓住患者主要病机，并且善于通过观察舌苔，诊察脉象，判断患者体内郁结所在，气郁疏之、痰郁祛之、湿郁化之、火郁散之、食郁下之、血郁通之，郁去则症渐消，病去则郁渐安。

（陈晓晓整理）

（本文节选自《浙江中医药大学学报》，2019 年 43 卷
第 3 期 253—257 页）

整理者简介：陈晓晓（1987—），2015 年 6 月毕业于浙江中医药大学，硕士研究生，现就职于杭州市余杭区第五人民医

院。跟师时间为 2015 年 10 月—2018 年 7 月，中西医结合专业肿瘤方向。发表论文 5 篇。

四、从郁辨治焦虑症

焦虑症又称焦虑性神经症，是一种以持续性紧张、恐惧、担心等焦虑情绪为主要特征，常伴有显著的自主神经功能紊乱症状（如心悸、胸闷、咽部阻塞感和窒息感、全身麻木，多汗、头昏、震颤等），分为慢性焦虑和急性焦虑（即惊恐发作）两种表现形式的神经病症。如今，快节奏的生活方式、复杂的人际关系及沉重的经济负担，患有焦虑症的人群呈逐年上升的趋势。

焦虑症可从"郁"着手，以心、肝、脾为重，治法以疏肝解郁、清心化痰、调和营卫、健脾养心为主，同时注重脏腑兼顾、未病先防，方药圆机活法，自出机杼，临床疗效显著。

（一）病因病机

中医古籍中虽无明确记载焦虑症之病名，但有关情志致病的病因病机及治法方药却已有详细阐述。何师在深析焦虑症的病因和临床症状后，认为此病可归属于中医郁证范畴。确实，通过临床上大量的病例观察，焦虑症患者常伴有郁郁寡欢、焦虑烦躁、精神恍惚、心悸易惊、胸脘痞闷、纳差便溏、四肢麻木等症状；而"郁"之病人，大多数都会朝焦虑症方向发展。现代人工作压力大，生活节奏快，易情志不畅，致肝失条达，气机郁滞；易饮食不节，致脾失健运，痰郁热扰；易日夜颠倒，致阴阳交互失常，营卫失和。故何师以"郁"立论，将临床上所见的焦虑症病人大致分为肝气郁结型、痰郁热扰型、营卫失和型。

（二）辨证论治

1. 肝气郁结证　何师认为，诸郁之起，多以气郁为先，如《医方论》方解中说："凡郁病必先气病，气得疏通，郁于何有？"肝气郁结型焦虑症患者多见情绪波动易怒，烦躁，胸胁胀满，痛无定处，或脘闷嗳气，不思饮食，大便溏结不调，舌淡红或红，苔白腻，脉弦细。针对此类患者，何师常以疏肝解郁为首要，多以柴胡疏肝散合逍遥汤加减治之。若兼见烦躁抑郁难眠者，予合欢皮、珍珠母为对，以解郁安神；若见情绪易怒，口苦而干，此为气郁化火，可加用牡丹皮、栀子以清肝泻火。此外，何师还注重顾护脾胃，常以炒麦芽、紫苏梗为对，健脾护胃并防药伤中。

案：王某，女，48岁，2017年10月15日初诊。

确诊焦虑症半年余，平素急躁易怒，怒后胸闷，双手颤抖不已，心烦口苦，口眼干涩，双侧胁肋部轻度疼痛，食欲不振，食后腹胀明显，入睡困难，常辗转难眠，大便溏结无常。舌红苔厚，脉弦大。

中医辨证：肝气郁结，肝脾不调。

处方：柴胡疏肝散合逍遥散加减。

当归、柴胡、白术各15g，白芍、茯苓、鸡血藤各20g，大枣、川芎各10g，龙骨、牡蛎各30g（先煎），薄荷、炙甘草各6g，生姜3g。7剂，水煎服，每天1剂。

2017年10月22日二诊：患者情绪已能自控，双手颤抖较前减轻，余症皆减，现诉大便仍偏干，时而心中懊□。前方去柴胡，加焦山栀、淡豆豉各10g，牛蒡子30g，紫苏梗20g，郁金15g，继服7剂。

2017年10月29日三诊：余症已失，予前方加减7剂巩固疗效。

按：该患者郁怒伤肝，肝气不疏，郁结于胸而致胸闷不畅；肝郁化火，煽动内风，风阳侵扰筋脉而见双手颤抖。加之食后腹胀，大便溏结无常，证属肝气郁结、肝脾不调，治当疏肝解郁、调和肝脾，以柴胡疏肝散合逍遥汤加减。诸药合用，使肝郁得疏，脾气得复，肝脾同治。二诊时，患者症状皆轻，但仍感心中懊□，此为郁滞日久，心神失养所致，遂加焦山栀、淡豆豉、郁金等，佐以清虚热、除烦安神。

2. 痰郁热扰证　何师认为，百病皆由痰作祟，痰之生也，多由于脾，强调痰涉病之广以及脾胃之重。如张秉成在其《成方便读》中云："土不达则痰涎易生，痰为百病之母，所虚之处，即受邪之处，故有惊悸之状。"痰郁热扰型焦虑症患者见胸闷烦躁、多梦易惊、口苦而干、大便秘结，又或感如鲠在喉，舌红、苔黄腻，脉弦滑。此类患者或饮食不节，损害脾胃，脾失健运；或情志失度，肝失疏泄，木郁土壅，以致津气凝滞为痰，痰郁化火，停于上焦，扰动心神。何师对此类患者常以黄连温胆汤加减治之。若兼见便秘者，常用牛蒡子、槟榔为对，以泻热通便；若见舌苔白腻，属痰湿偏盛，内热不著，常用泽兰、佩兰为对，以利水渗湿、清热解郁。

案：张某，女，35岁，2017年7月5日至初诊。

主诉：确诊焦虑症1年余。患者平素急躁、遇事紧张，喜食肥甘厚腻生鲜之品，长年口舌生疮。现症见：疲乏，胸闷烦躁，夜间多梦易惊醒，伴烦热，睡醒后自觉汗出，尚能维持5~6小时睡眠，纳呆，食后嗳气，便干。舌红、苔黄腻，脉滑数。

中医辨证：痰郁热扰，心神失宁。

处方：黄连温胆汤加减。

制半夏30g，炒枳实、川芎各15g，陈皮、炒竹茹、胆南星各 10g，茯神、牛蒡子各 20g，黄连、五味子各 6g。7 剂，水煎服，每天 1 剂。

2017 年 7 月 12 日二诊：患者胸闷大减，夜间烦热较前好转，饮食渐增，大便畅通，口舌生疮次数亦减少，诉仍梦多，偶有烦躁，守上方加淮小麦、珍珠母各 30g，炙甘草 10g，大枣 20g，合欢皮 15g。继服 7 剂。

2017 年 7 月 19 日三诊：余症若失，以前方加减 14 剂善后巩固。

按：该患者平素急躁，喜食肥甘之品，终使脾胃受损，津液运化失司，痰湿内郁，久而化火，证属痰郁热扰。此案首诊用黄连温胆汤治之，以除痰热实邪为先。二诊时，患者邪已祛之大半，辨为心脾亏虚、心神失养，遂以养心安神健脾为主，佐以祛邪，故合甘麦大枣汤调补心脾、养心安神。

3. 营卫失和证　何师认为，今之众人，由于工作与家庭的双重压力，苦不堪言，常终夜不寝，久之阴阳交互失常，多见时而淡漠，时而亢奋，夜间常自感烦热，伴汗出，或四肢麻木，或心慌胸闷。舌淡红、苔薄白，脉弦大无力。此为营卫失和，于内心神不宁，于外腠理失和。如《素问·阴阳别论》云："阴争于内，阳扰于外，魄汗未藏，四逆而起……"卫气不能共营气而行，阳郁于表，阳气满则阳跷盛，故心神受扰不宁，可见入睡困难、辗转难眠；营卫失和，则腠理开阖失司，故见盗汗、四肢麻木。对于此证，何师常以桂枝加龙骨牡蛎汤合酸枣仁汤治之。若夜间汗出明显，可重用白芍敛阴，轻用桂枝、生姜，防辛温太过以伤阴；兼见四肢麻木，常用鸡血藤、黄芪为对，以养血通络；若兼有虚烦乏力，常用十大功劳叶、仙鹤草为对，以清热补虚；若见夜寐不宁，心中多思虑，舌尖红，常予交泰丸治之，效果甚佳。

案：孙某，女，26 岁，2018 年 2 月 10 日初诊。

焦虑症患者。平素常通宵达旦工作，每天睡眠 4~5 小时，喜咖啡、冷饮等食物。现症见：心神不宁，时而多疑易惊，悲忧善哭，时而烦躁易怒，打人摔物，夜寐常感全身麻木，四肢无力，纳差，小便频数，大便干。舌淡，苔白腻，脉濡数。

中医辨证：营卫不和，阴不敛阳。

治法：调和营卫。

处方：桂枝加龙骨牡蛎汤合酸枣仁汤加减。

半夏、白芍、茯苓、牛蒡子、槟榔各 20g，酸枣仁、合欢皮各 15g，桂枝、川芎、大枣各 10g，磁石、珍珠母各 30g（先煎），知母 6g。7 剂，水煎服，每日 1 剂。

2018 年 2 月 17 日二诊：患者喜怒无常、全身麻木情况明显减轻，余症皆减，守上方继服 7 剂。

按：患者常秉烛达旦工作，日久即感情绪失常无法控制，与人交往亦多不和，胸闷，全身感麻木，夜寐烦热汗出，证当属营卫失调，方用桂枝加龙骨牡蛎汤合酸枣仁汤，桂枝汤着重调和营卫，酸枣仁汤清热除烦、调整气机。何师在方药治疗的同时，又加之心理疏导，劝其"恬淡虚无，少思寡欲，不妄作劳"，保持心情舒畅，双管齐下，遂获良效。

（惠扬整理）

（本文节选自《新中医》，2018 年 50 卷第 12 期 277—278 页）

整理者简介：惠扬（1993—），2019 年 7 月毕业于浙江中医药大学，硕士研究生，现就职于杭州市中医院。跟师时间为 2016 年 9 月—2019 年 7 月，中医内科学专业。发表论文：何迎春从郁辨治焦虑症经验介绍、毕业论文：缩泉加味汤治疗肾虚髓消型阿尔茨海默病合并尿失禁患者的临床观察。

五、治疗失眠经验初探

失眠是现代社会的高发病，严重影响着人们的生活和工作。我们治疗失眠注重祛邪扶正，调整营卫，以使身体恢复营卫通调、阴平阳秘的正常功能状态。在失眠后期治疗中倡导补气养血，健脾养心，以使正气得复，邪气无可乘之隙。

失眠的病位在心，但其病机涉及多个脏腑，治疗上也不能单纯镇心安神。应当根据其病机，先祛其阻碍心神潜藏的实邪，再顺应人体正常气机运行，补养气血，使心神安适，潜藏入阴。

1. 清心化痰，首重祛邪　痰火扰心型失眠患者多表现为多梦易惊，胸闷烦躁，口苦面赤、气粗，便秘，舌红苔黄腻，脉弦滑有力。何师认为此类患者，体质壮盛，或饮食不节，或情志过极，或疲劳过度，导致津气凝滞为痰，痰郁则化火，而使痰火扰动于上焦。上焦为心肺所主，痰气阻于上焦清阳之地，扰动心神不能宁静，而导致上述诸症。何师治疗此类患者多用黄连温胆汤加减，重用制半夏 30g、胆南星 15g 化痰降逆气，炒枳实行气祛顽痰，竹茹清肺化痰，黄连清心经郁火。待患者痰气胶结的症状改善后，再加夜交藤、磁石、珍珠母等安神镇惊，往往能取得较好的临床疗效。

案：张某，女，28 岁。

患者人流术后夜寐不安 3 月余，每天仅能维持 3~4 小时睡眠，且胸闷心烦，时感恶心欲吐，咳嗽有痰，痰色黄白兼见，小便频数。舌质红苔厚腻，寸脉弦滑，尺脉弱。

中医辨证：痰火郁阻。

治法：清热化痰。

处方：自拟方黄连温胆汤加减。

制半夏 30g，炒枳实 15g，陈皮 10g，黄连 6g，茯神 20g，炒竹茹 10g，胆南星 10g，川芎 15g。7 剂，水煎服，日 1 剂。

二诊：患者胸闷大减，恶心欲吐已无，饮食渐增，小便频数好转，仍咳嗽，痰已转少，睡眠时间延长；守上方加夜交藤 30g、磁石 30g，继服 7 剂。

按：患者小产后，气血骤亏，邪气易犯，视其者诸症，为痰热郁阻上焦无疑，唯小便频数、尺脉弱似下焦肾气损伤。以黄连温胆汤祛除上焦痰热，自然诸症可愈，使上焦清气续接下焦肾气，上下交通，不收小便而频数自调。

2. 调整营卫，敛阳入阴　何师精研《灵枢·大惑论》关于不寐论述的章节后，认为《灵枢》这段是讲营卫不调，卫气不能共营气相偕而行，夜间卫气不能顺利潜藏入五脏，使体表阳气亢盛，人也就不能入眠。因此何师临床上遇到卧后反头脑清醒、自觉发热明显、汗出等症状的患者，多以调和营卫、潜心安神为治疗大法，方多用桂枝加龙骨牡蛎汤合酸枣仁汤加减。何师认为两方配合，桂枝汤着重调和营卫，酸枣仁汤收气敛神、调整气机，重用龙骨牡蛎敛阴潜阳，固精秘神。针对发热、汗出明显的患者，多重用白芍敛营，轻用桂枝、生姜，以防二者辛温太甚，扰动卫阳。

案：叶某，男，48 岁。

主诉：入睡困难多年。患者平素夜间辗转不能入眠，常自感烦热，间歇性汗出，睡醒后自觉身上有汗，睡后尚能维持 5~6 小时睡眠，梦多，胃纳尚可，饭后常嗳气，二便无殊。舌淡红苔薄白，脉弦大。

中医辨证：营卫不和，阳不入阴。

治法：调和营卫，敛阳入阴。

处方：自拟桂枝加龙骨牡蛎汤合酸枣仁汤加减。

半夏 30g，桂枝 10g，白芍 30g，酸枣仁 15g，茯苓 20g，知母 6g，川芎 10g，大枣 10g，夜交藤 30g，磁石 30g，珍珠母 30g。7 剂，水煎服，日 1 剂。

二诊：患者烦热汗出明显减少，睡眠已转佳，守上方继服 7 剂。

按语：患者以入睡困难、发热、自汗为主，用桂枝加龙骨牡蛎汤调和营卫，酸枣仁汤酸收卫气，使阳气夜间潜藏入阴分，患者自然能睡眠安适。若有恶心呕吐、嗳气反酸等症状，宜加降气和胃之品，使脏腑气血不逆，经中营卫协调，再用两方，多能收到意想不到的效果。

3. 养肝解郁，宁心安神　何师认为诸病之起，多起于气郁而成于血滞，而肝主疏泄，气机郁滞多会伤肝，肝以血为用，肝血耗损，多使卫气偏亢，心神失养而病失眠。患者多表现为情绪激动易怒或心情低落抑郁，双目干涩，夜间睡眠不安，或易惊醒，醒后难以再次入睡，或睡时四肢易抽搐、屈伸不利。针对这类患者，师多以疏肝解郁、养血安神为治疗原则，多以逍遥散配合四物汤进行加减治疗。肝郁为重的患者，可加用柴胡 30g、薄荷 15g，血虚为主的患者重用当归 30g、川芎 30g、生地黄 30g。

案：王某，女，48 岁。

主诉：失眠 2 年。患者夜间睡眠时间少，眠浅，平素性情急躁，心烦易怒，口眼干涩，时感耳鸣如蝉声，双侧胁肋部轻度压痛，食欲不振，食后腹胀明显，大便溏薄，小便无殊。舌红苔厚，脉弦大。

中医辨证：肝血亏虚，虚火上炎，肝气乘脾。

处方：自拟逍遥散加减。

当归 15g，白芍 20g，柴胡 15g，茯苓 20g，白术 15g，薄

荷 6g，干姜 3g，炙甘草 6g，大枣 10g，栀子 15g，磁石 30g，龙骨 30g，牡蛎 30g。7 剂，水煎服，日 1 剂。

二诊：患者睡眠较前好转，余症皆减，唯大便仍不成形，前方改栀子为 5g、干姜 10g，加白术 20g、川芎 10、珍珠母 30g、夜交藤 30g。

三诊：患者睡眠已转佳，余症若失。

按语：患者急躁心烦、耳鸣等症，并非实火，实由肝血亏虚，虚火上炎所致，治疗必在清肝胆虚火的基础上补养肝血，疏理肝气。患者腹胀，大便溏薄，属脾胃虚弱，治疗时须顾护胃气，以防寒凉药再伤脾胃。

4. 补养气血，以复正气 何师认为人有"三宝"，曰精、曰气、曰神，而精与血同源相生，气充则神化，"三宝"皆由气血变化而生，因此何师在失眠后期的调养中，特别注意补养人体气血。患者睡眠质量改善后，选归脾汤加减补养气血，可使气血充足，体质增强，治疗效果稳定持久。人体的正常生命活动皆需气血的补养，气血充实，百病不生，正如《庄子·逍遥游》中所讲："且夫水之积也不厚，则其负大舟也无力，覆杯水于坳堂之上，则芥为之舟，置杯焉则胶，水浅而舟大也。"气少血枯，如同河流干竭，自然容易气滞血瘀，脏腑不得养，即使没有外邪，人体自身也会生病。

案：郭某，女，30 岁。

患者产子后因照料孩子，睡眠时间紊乱，渐至彻夜不眠。刻下症见：心烦不寐，双目干涩，记忆力减退，面白无华，饮食乏味，轻度活动即气喘、汗出，自觉疲乏不堪，对生活失去兴趣，二便尚可。舌白尖红苔薄，脉沉弱。

中医辨证：气血双亏。

治法：补气养血，健脾安神。

处方：归脾汤加减。

黄芪 20g，党参 15g，白术 15g，当归 10g，炙甘草 6g，茯神 20g，酸枣仁 15g，木香 10g，干姜 3g，大枣 10g。7 剂，水煎服，日 1 剂。

二诊：患者自感气力增加，睡眠好转，余症皆减，守上方加珍珠母 30g、夜交藤 30g 继服，共服 28 剂，诸症皆除。

按：女性患者生产后，气血亏损，多有失眠健忘等症，治疗上应当注重补养气血，健脾养心，气血补足，疾病自然消失。

（徐健翔整理）

（本文节选自《陕西中医药大学学报》，2016 年 3 卷 39 期 30—31 页）

整理者简介：徐健翔（1989—）毕业于浙江中医药大学，硕士研究生，现就职于聊城市肿瘤医院。跟师时间为 2013—2016 年。发表论文：何迎春治疗失眠经验总结。毕业论文：何迎春教授治疗痰热扰心型失眠临床研究。

六、辨治老年慢性泄泻

泄泻是以排便次数增多，粪质稀溏或完谷不化，甚至泻出如水样为主的病症，它是消化系统最为常见的病症之一。泄泻病程长，可迁延数月，且常反复发作，缠绵难愈，久之则转为慢性泄泻，慢性泄泻又称久泻。《丹溪心法·泄泻》云："泄泻有湿、火、气虚、痰积、食积……"相对于一般泄泻而言，老年泄泻有其自身特点，多数见于脾胃虚弱，运化失常而致饮食积滞，水湿内停，或为外邪入侵、饮食不节、情志不调等原因损伤脾胃所致。何师对老年慢性泄泻有深刻的认识。

1. 对老年慢性泄泻病机的认识　泄泻基本病机变化为脾虚与湿盛，脾胃运化功能失调，肠道分清泌浊、传导功能失司。久泻耗伤正气，使人多虚，常理也。久泻多偏于虚证，多由脾虚不运而生湿，或他脏及脾所致。老年之人，脾胃功能渐衰，稍有不慎即脾胃运化失司，食饮停滞，故诊治老年慢性泄泻时应从整体着手，尤须重视脾胃的作用，同时应兼顾他脏，主要为肝肾两脏的影响。

（1）脾虚湿盛为主：《素问·至真要大论》认为"诸湿肿满，皆属于脾"。脾居中焦，为人体气机升降之枢纽，主运化水湿，其性喜燥恶湿，在人体水液代谢过程中起着重要的枢纽作用。脾运化水湿的功能健旺，则使体内各组织得到水液的充分濡润，又不致使水湿过多而潴留。反之，如果脾运化水湿的功能失常，必然导致水液在体内的停滞，而产生水湿、痰饮等病理产物，甚则形成水肿。泄泻之病理因素主要为湿，古代有"无湿不成泻"之说。《景岳全书·泄泻》谓："泄泻之本，无不由于脾胃。"由此可见，泄泻与脾虚湿盛存在着根本上的联系。妇科医家们多有"少年治肾、中年治肝、老年治脾"的观点，何师常将"老年治脾"思想引用到治疗老年疾病当中，而治疗老年慢性泄泻亦是如此。年老之人，脾胃渐衰，受纳与运化水谷精微功能失健，水谷不化，清浊不分，混杂而下，遂成泄泻。若泄泻未引起重视，或未予正规治疗，极易发展为慢性泄泻，脾气益虚，湿邪益盛，增加了治疗的难度。

（2）肝郁脾虚：久病忧思抑郁，肝失疏泄，或脾土虚弱，皆可导致肝木横逆乘脾土，令脾胃运化失常，水谷清气下趋大肠而为泻。《冯氏锦囊》曰："泻属脾胃，人固知之，然门户之要者肝之气也。"可见泄泻与肝气不疏或肝气郁结存在着联系。《金匮要略·脏腑经络先后病脉证》亦云"见肝之病，知肝传脾，当先实脾"，揭示了肝与脾之间的传变关系。然脾胃健旺，则不易受到肝气之乘。年老之人，脾胃本弱，若遇情志刺激，则耐受能力较差，易致肝脾不和。

（3）脾肾阳虚：脾为后天之本。肾为先天之本，《医门棒喝》云："脾胃之能生化者，实由肾中元阳之鼓舞，而元阳以固密为贵，其所以能固密者，又赖脾胃生化阴精以涵育耳。"这充分说明了先天温养后天、后天补养先天的辩证关系。同时，脾主运化水湿，肾主水、司二便，两脏相互协作，共同完成水液的新陈代谢。年老之人，脏腑功能俱衰，肾阳亦不足，命门火衰，温煦脾土之力渐弱，火不生土，脾之运化功能受影响而致泄泻。反之，泄泻日久，耗伤脾胃正气，不能充养肾阳，临床易出现脾肾阳虚之泄泻，典型者初起多见"五更泄"。

2. 治法方药　何师在老年慢性泄泻的处方用药上，喜用资生丸化裁，将"健脾化湿"与"运脾化湿"灵活并用。方中重用党参、白术、茯苓、山药、芡实等以健脾益气祛湿，辅以藿香、豆蔻、砂仁等化湿及陈皮、木香、焦三仙（焦山楂、焦神曲、焦麦芽）等理气消食之品，补中有行，标本兼顾，待脾气一足，运化功能恢复，则湿邪可化，此恰中脾虚湿盛之病机。资生丸药味虽多，但配伍精当，有的放矢。对于运用资生丸之妙处，正如清代名医罗美所云："是方以参、术、茯、草、莲、芡、山药、扁豆、苡之甘平以补脾元，陈皮、曲、砂、蔻、藿、桔之香辛以调胃气，其有湿热以黄连清之、燥之。既无参苓白术散之滞，又无香砂枳术丸之燥，能补能运，臻于至和。于以固胎，永无滑堕。丈夫服之，调中养胃。名之资生，信不虚矣。"

若病机为脾虚兼有肝气郁滞，则以固护脾胃为要，兼以调理气机，常于资生丸中加入柴胡、香附、玫瑰花等疏肝理气之品，健脾胃而泻肝木，终使肝脾和调而泻止。除药物治疗外，嘱患者对生活保持乐观态度，注意情志调畅，如此"双管"治疗后效果甚是理想。

对于脾肾两虚之泄泻，何师多以资生丸为底方，加入温肾助阳之品，如炮附子、干姜、肉桂等，先后天同调，重在调后天之本，待脾肾健旺，正气存内，寒湿俱去，则慢性泄泻便可缓缓自愈。

除了较为常见的肝郁脾虚及脾肾阳虚两种证型外，老年慢性泄泻也会出现脾虚兼夹其他证型，此时亦需进行具体的辨证论治，临床常将资生丸与其他成方合用，效果明显。

3. 病案举例

徐某，男，68 岁，以大便不成形 20 余年就诊。

患者 20 余年前无明显诱因下出现大便不成形，未引起重视及时寻求治疗，后便溏症状迁延不愈。现症：近日水泻 1 次，伴有腹痛腹胀，胃纳欠佳，畏寒肢冷，腹中亦有冷感，后足跟及腰部酸痛。舌淡暗苔白滑，脉沉细弱。2013 年 12 月做肠镜示：低度病变，小囊肿；查大便常规未见明显异常。

中医诊断：泄泻，脾肾两虚型。

治法：健脾益肾，温阳止泻。

处方：资生丸加减。

党参 30g，炒白术 20g，茯苓 20g，山药 20g，芡实 15g，藿香 10g，黄连 3g，白豆蔻 6g，陈皮 10g，六神曲 20g，炒麦芽 20g，砂仁 6g，焦山楂 20g，炒白扁豆 30g，木香 10g，炒薏苡仁 30g，炮姜 10g，制附子 6g，炙甘草 6g。14 剂，每日 1 剂，水煎，2 次分服。

复诊：患者自诉近 1 周内仅水泻 1 次，腹痛减，腹胀仍存，夜间易醒，醒后不易再入睡，舌质暗，予原方去木香，加郁金 10g、厚朴 10g、合欢皮 15g，14 剂，服法同前。

治疗结果：再进 14 剂后，大便已成形，腹胀近愈，夜寐转佳，且畏寒肢冷及腰部酸痛等症状皆改善，以原方加减 7 剂巩固善后。

按语： 该患者年老体衰，又患慢性腹泻 20 余年，久泻脾肾两伤，火气衰微，寒湿内停。脾胃虚弱较甚，制水乏力，治疗以健脾祛湿为主，故以资生丸为主方。同时，该患伴有畏寒肢冷，后足跟及腰部酸痛等肾中阳气不足之象，故辅以制附子温补命门之火，又有炮姜温脾散寒而止泻，诸药合用，补不足而损有余，方选资生丸加减适中病机，遂获良效。

（姜祖超整理）

（本文节选自《浙江中医药大学学报》，2014 年 38 卷第 9 期 1073—1074 页）

整理者简介：姜祖超（1988—）研究生毕业于浙江中医药大学，毕业时间：2015 年 6 月，现就职于温州市中医院，跟师时间为 2012 年 9 月—2015 年 6 月。发表论文：何迎春辨治老年慢性泄泻经验、小续命汤对急性缺血性脑卒中患者神经功能及中医证候的影响。毕业论文：轻度认知功能障碍患者中医证型和颈动脉内膜中层厚度及踝臂指数的相关性研究。

七、辨治耳鸣经验

耳鸣是多种原因导致自觉耳内鸣响，或如蝉鸣，或如潮声，或间发不断，或昼夜不息、静时尤甚的一种疾病。中医学认为，耳鸣轻者为"聊啾"，严重者为"啸"。《中医内科学》将耳鸣发病归因为风热、肝火、痰湿及肾虚。何师认为在当今社会条件下，人们生活水平提高，日常饮食补品繁多，致营养累积太过，日久损伤脾胃，则痰湿易生，故耳鸣病因病机多为浊邪害清，治疗上注重清利湿热、益气升阳及升阳散火，在临床中取得满意疗效。

1. 浊邪害清 宣畅气机，清利湿热。

耳鸣致病多见湿浊阻碍气机，清阳不升，浊阴不降，浊邪害清，耳窍闭塞，而致耳鸣。对于此证，何师在临床中常用三仁汤加减治疗。三仁汤方出自吴鞠通《温病条辨》，书中指出："唯以三仁汤轻开上焦肺气，盖肺主一身之气，气化则湿亦化也。"本方有"宣上畅中渗下"之功；苦杏仁辛宣肺气，以开其上；蔻仁、厚朴、半夏苦辛温通，以降其中；薏苡仁、通草、滑石淡渗湿热，以利其下。数药合用，则辛开肺气于上，甘淡渗湿于下，芳化燥湿于中。

案：万某，女，53 岁，2015 年 11 月 3 日初诊。

感冒后耳鸣半月余，伴肢体疲倦，纳差，大便黏。舌红苔黄腻，脉滑。

中医辨证：耳鸣，脾胃湿热型。

治法：宣畅气机，清利湿热。

处方：三仁汤加减。

苦杏仁 10g，草豆蔻 10g，炒薏苡仁 30g，厚朴 10g，姜半夏 15g，茯苓 30g，佩兰 15g，滑石 30g，草果 6g，壳砂仁 6g，干姜 6g，蜜甘草 6g，石菖蒲 15g，泽泻 30g，炒谷芽 15g，槟榔 20g。7 剂，日 1 剂，水煎服，2 次分服。

2015 年 11 月 10 日二诊：经治疗后，患者诉耳鸣较前减轻，疲倦缓解，胃纳改善，舌淡红，苔黄腻，感身热，去干姜，加黄芩 10g，7 剂，服法同前。

2015 年 11 月 17 日三诊：患者耳鸣、疲倦、身热等症状明显好转，前方去黄芩。继服 7 剂后，诸症基本痊愈。

按：患者感冒后耳鸣半月余，属新发，邪在气分。薛生白在《湿热论》中指出："太阴内伤，湿饮停聚，客邪再至，内外相引，故病湿热。"患者脾胃虚弱，因感冒客邪侵犯，则生湿热。浊邪害清，清阳不升，则耳窍闭塞，而致耳鸣；因湿性重浊，则可表现为肢体疲倦；湿性黏滞，可表现为大便黏腻；湿热蕴于脾胃，运化失司，则有纳差症状。治法上当拟宣畅气机、清利湿热，在三仁汤的基础上加佩兰、草果、砂仁、石菖蒲、茯苓、槟榔、泽泻等化湿、利湿、行水之品，使湿易除，效果甚佳。

2. 清气不升　益气健脾，升举清阳。

清气不升型耳鸣患者多表现为耳鸣时轻时重，休息暂减，烦劳加重，四肢困倦，大便溏薄，苔薄白腻，脉细弱。何师认为此类患者因脾胃虚弱，清气不得升，耳窍不得养，脾胃运化失司，可见上述症状。对于此证，何师善用益气聪明汤加减。全方由蔓荆子、人参、黄芪、升麻、葛根、黄柏、炙甘草组成，黄芪、人参补益中气，升麻、葛根升举清气，辅以蔓荆子清利头目，黄柏清热燥湿，炙甘草调和诸药。

案：李某，男，56 岁，2016 年 5 月 5 日初诊。

患者耳鸣 3 年，为高音调时轻时重，夜间尤甚，睡眠欠佳，常感疲倦伴有头晕，纳差，大便溏薄。舌红苔薄白腻，脉细弱。

中医辨证：耳鸣，清气不升型。

治法：益气健脾，升举清阳。

处方：益气聪明汤加减。

蔓荆子 10g，党参 15g，黄芪 30g，升麻 10g，葛根 30g，黄柏 6g，蜜甘草 5g，大枣 10g，壳砂仁 10g，佩兰 10g，泽兰

20g，炒谷芽 30g，炒建曲 20g，石菖蒲 10g，木香 10g，合欢皮 15g。7 剂，日 1 剂，水煎服，2 次分服。

2016 年 5 月 12 日二诊：患者耳鸣较前减轻，头晕、疲倦症状好转，睡眠质量改善，胃纳可，大便偶有溏薄，舌红苔稍腻，予前方 14 剂继服。

2016 年 5 月 26 日三诊：耳鸣少许，余症基本痊愈，继续以前方 14 剂巩固。

按：该患者平素喜好烟酒，爱食肉类，日久损伤脾胃。脾胃虚弱，清气不得升，耳窍不得养，则见耳鸣、头晕；耳鸣影响睡眠，遂患者睡眠质量较差；脾气虚弱，运化水谷失司，则见纳差；脾阳虚弱，则易见大便溏薄。何师辨证准确，抓住清气不升这个病机，予以益气聪明汤加减，益气健脾，升举阳气。脾气健旺，则脾之升清功能亦健，清气得升，耳窍得养，耳鸣自除。何师在原方的基础上加用壳砂仁、泽泻、佩兰、石菖蒲燥湿、化湿之品，使湿易除，用炒谷芽、炒建曲健脾开胃，合欢皮安神助眠，恰到好处，效果显而易见。

3. 阳气内郁　升阳散火，化瘀开窍。

何师认为，阳气内郁型耳鸣在临床中也常常见到。患者脾胃虚弱，使阳气抑遏于中焦，脾阳不升，郁而化火，清窍失养，则致耳鸣。对于此证，她常用升阳散火汤加减治疗。升阳散火汤出自金·李东垣《脾胃论·卷下》，指出"血虚发热或胃虚过食生冷，抑遏阳气于脾土，火郁则发之"。全方由柴胡、升麻、葛根、独活、羌活、白芍、人参、生甘草、炙甘草、防风组成，其中柴胡发散少阳之火，升麻、葛根发散阳明之火，独活发散少阴之火，防风、羌活发散太阳之火，白芍、生甘草酸甘收敛津液。全方有散有收，配伍巧妙，灵活运用此方，用以治疗阳气内郁型耳鸣，疗效较好。

案：张某，50岁，2016年10月12日初诊。

患者耳鸣多年，耳内刺痛，易感疲倦乏力，头晕，胃纳较差，大便常感黏腻不爽。舌红苔黄腻，脉滑。

中医辨证：耳鸣，湿热内郁。

治法：清热除湿。

处方：三仁汤加减（方略）。

二诊：服上方14剂后，自觉耳鸣较前稍缓解，耳内刺痛不减，乏力、纳差仍有，二便可，睡眠可，舌淡苔薄白，脉弱，辨证后予益气聪明汤加减7剂。

三诊：耳鸣稍好转，耳内刺痛仍有，头晕乏力、纳差未见好转，舌红苔腻，脉涩，仔细辨证后认为属阳气郁遏、阴火内伏、清窍失养，再加上湿邪阻碍气机，则致耳鸣，治疗上予升阳散火、化瘀开窍。拟升阳散火汤加减：升麻15g，柴胡12g，葛根15g，羌活10g，独活15g，防风10g，党参15g，炒白芍15g，炙甘草10g，茯苓30g，泽兰20g，炒谷芽30g，草豆蔻12g，石菖蒲10g，丹参15g，川芎20g。7剂，日1剂，水煎服，2次分服。

四诊：患者诉耳鸣较前明显好转，乏力、纳差好转，予前方7剂继服后，诸症基本痊愈。

按：患者初诊时湿热之象明显，何师遂先予三仁汤加减除湿热；二诊时湿热基本消除，但耳鸣、乏力、头晕纳差等症状无明显改善；三诊时考虑清阳不升致耳鸣，予以益气健脾、升举阳气，拟益气聪明汤加减治疗，耳鸣稍好转，余症未见改善。何师仔细辨证后，结合患者体型瘦弱，平素喜食肥甘厚腻，日久损伤脾胃，脾胃虚弱，则使阳气抑遏于中焦，再加上湿邪阻碍气机，阳气不得升举，耳窍失养，则致耳鸣，脾胃虚弱则见纳差、乏力等不适，治法上予以升阳散火、化瘀开窍，用升阳散火汤加减，加泽兰、草豆蔻、石菖蒲等化湿、利水之属，加炒谷芽健脾消食。患者疾患日久成瘀，则见耳内刺痛，予以丹参、川芎之品行气活血，血行则瘀散，整体达到阳升、火散、湿除和瘀散的效果。

【结语】辨治耳鸣，主要抓住浊邪害清、清气不升和阳气内郁这三个主要病机，根据患者不同的临床症状特点，治则从"化浊邪""升清气""升阳散火"出发，运用宣畅气机、清利湿热、益气健脾、升举清阳，以及升阳散火、化瘀开窍三种方法，方多用三仁汤加减、聪明益气汤加减和升阳散火汤加减。

（钟航整理）

（本文节选自《浙江中医药大学学报》，2017 年 41 卷第 10 期 822—825 页）

整理者简介：钟航（1991—）毕业于浙江中医药大学，硕士研究生，现就职于赣州市南康区中医院。跟师时间为 2015—2018 年。发表论文：何迎春教授辨治耳鸣经验浅析。毕业论文：何迎春治疗脾胃湿热型慢性疲劳综合征临床疗效观察。

八、升阳散火汤临床应用

升阳散火汤为金元四大家之一李东垣所创，方由柴胡、升麻、葛根、防风、独活、羌活、人参、白芍、炙甘草、生甘草等药组成。以"火郁发之"为原则组方，原方主治血虚发热或"胃虚过食冷物，抑遏阳气于脾土"所致病症。但是临床观察发现，升阳散火汤不仅用于脾胃病，依据四诊结果，只要辨证属于阴火内伏，阳气抑郁，出现低热、纳谷不馨、神疲乏力、脉细、苔白等相关症状，均可用本方治疗，随证加味，每获满意疗效。

1. 阴火所致梅核气

案： 关某，女，53 岁，教师，2016 年 3 月 10 日初诊。

患者自诉神疲乏力，自觉咽喉部不适，如有物阻塞之感三四天，声音嘶哑，咽痛，偶觉咽干，无咳嗽咳痰，无发热，胃纳尚可，夜眠可，二便可。舌质红苔薄白、稍干，脉稍细。查体：咽部无明显充血红肿，扁桃体不大，两肺听诊无殊。

中医诊断：郁证，属阴火内伏，搏结咽喉所致。

治法：升阳散火，清利咽喉。

处方：升阳散火汤加味。

升麻 15g，柴胡 12g，葛根 15g，羌活 10g，独活 15g，防风 10g，党参 15g，白芍 15g，炙甘草 10g，石斛 12g，蝉蜕 6g，木蝴蝶 6g，玄参 12g。下剂，水煎服，每日 1 剂。

二诊：服药后咽痛、咽干、乏力等症状基本消失，咽中异物感，声音嘶哑亦明显好转，原方加丹参 10g、黄芪 20g，继服 7 剂，诸症消失。

按： 患者职业为教师，长期讲课耗费肺气及中气，日久可致肺脾之气不足，终致阴火内生。虚火上炎熏灼咽喉而见咽痛、声音嘶哑，咽喉不适及如物阻塞之感；脾气虚，升清不足，清窍失养而见神疲；脾为气血生化之源，为后天之本，脾虚气血不足，机体失养则有乏力。何师用党参、炙甘草之甘温补益中气；升麻、柴胡、葛根升阳散火并能助脾胃升发清气；羌活、独活、防风舒解脾土之郁遏兼发越郁火，使阴火得散；炙甘草合白芍酸甘化阴；石斛以补耗散之津液；蝉蜕、木蝴蝶、玄参清利咽喉。全方寓收于散，散收相合，并有补土生金之用，使郁火消退，病症解除。

2. 阴火内伏所致咳嗽

案：高某，女，73 岁，退休，2016 年 5 月 12 日初诊。

患者自诉咳嗽、咽痒，自觉咽干，但咳痰色白量多，胃脘痞闷，肢体困倦，胃纳欠佳，夜寐尚可，大便偏干。舌质红苔白稍腻，脉弦滑。

中医诊断：咳嗽，属火郁所致。

治法：升阳散火，化痰降气。

处方：升阳散火汤合三子养亲汤加减。

升麻 15g，柴胡 12g，葛根 15g，羌活 10g，独活 15g，防风 10g，党参 15g、白芍 15g，炙甘草 10g，白芥子 6g，紫苏子 10g，莱菔子 15g，炒谷芽 30g，陈皮 15g。下剂，水煎服，每日 1 剂。

二诊：服药后患者自觉症状好转，痰仍有但量已不多，胃脘痞闷亦减轻，在前方基础上加金荞麦 20g、枳实 20g，续服 7 剂后，诸症痊愈。

按：患者年迈，脾胃功能不佳，日久终致阴火内生。虚火上炎，脾虚而痰湿内生，而见咳嗽、咳痰、咽痒、咽干、胃脘痞闷等；脾虚累及胃腑受纳则见胃纳不佳，气血不足则见困倦；脾胃为气机升降枢纽，脾虚而中焦失却斡旋之机，降浊不及而见便干。何师用党参、炙甘草之甘温补益中气；升麻、柴胡、葛根升阳散火升升发脾胃清气；羌活、独活、防风舒解脾土之郁遏兼发越郁火，使阴火得散；炙甘草合白芍酸甘化阴，补阴液之虚；合三子养亲汤宣肺降气化痰；炒谷芽健脾以助运化；陈皮运脾理气化湿。全方共奏宣散郁火、宣肺降气化痰之功，使郁火痰湿消退，病症解除。

3. 阳气内郁所致耳鸣

案：郑某，男，42 岁，公务员，2016 年 4 月 14 日初诊。

患者自诉耳内鸣响多年，耳内刺痛，闷塞感明显，伴头晕，纳差，胸闷脘痞，困倦感明显，易疲劳，夜间睡眠可，时有大便黏腻不尽之感。舌红苔黄腻，脉弦滑。

中医诊断：耳鸣，属湿热内郁。

处方：三仁汤加减。

前后共进14剂，湿热得化。

2016年5月5日再次复诊：仍有耳鸣，闷塞感明显，头晕，纳差，困倦，疲劳，夜间睡眠可，二便通畅。舌红苔薄白，脉稍弱。以益气聪明汤加减，服药7剂。

2016年5月12日三诊：患者自诉耳鸣等症状如常，耳内刺痛略微减轻，余未见明显好转。舌质红苔薄白稍腻，脉涩弱。再次辨证后，何师认为患者属阴火内郁，清窍失养加日久成瘀，并有湿邪为患之耳鸣，治宜升阳散火、化瘀开窍。方药如下：升麻15g，柴胡12g，葛根15g，羌活10g，独活15g，防风10g，党参15g，白芍15g，炙甘草10g，茯苓30g，泽兰20g，炒谷芽30g，草豆蔻12g，石菖蒲10g，丹参15g，川芎20g。水煎服，每日1剂。

服用7剂后，患者自觉耳鸣，耳内刺痛，胀闷明显好转，疲劳困倦等亦好转，遂以前方继服7剂后，诸症基本痊愈。

按：患者形体偏瘦，但食肥甘之品稍多，日久伤及脾胃，终致阴火内生。脾虚而升清不足，耳窍失养而见耳鸣，日久成瘀则有耳内闷塞及刺痛感；脾虚则见胃纳不佳、困倦等症。何师用党参、炙甘草之甘温补益中气；升麻、柴胡、葛根升阳散火并能脾胃升发清气；羌活、独活、防风舒解脾土之郁遏兼发越郁火，使阴火得散；炙甘草合白芍酸甘化阴，补阴液之虚；炒谷芽健脾以助运化，泽兰、草豆蔻、石菖蒲化湿开窍；丹参、川芎活血化瘀。全方共奏健脾宣散郁火、化瘀开窍之功，使郁火散、痰湿化、血瘀消而病症解除。

【体会】何师对一些顽固及疑难病症的治疗有自己独特的体会。临床所遇耳鸣患者中，不少是因饮食不节、体虚劳倦、五志过极、外感六淫之邪、过服寒凉药物等损伤脾胃，影响气机升降致阴火内生，出现咽中如有物阻、咳嗽、耳鸣等症，同时伴有低热、纳谷不馨、神疲乏力、脉细、苔白等相关症状者，治疗上只要抓住阴火内伏的病机，运用升阳散火汤加减治疗，可获得意想不到的效果。若疾病存在湿邪的情况，则以除湿为先，待湿邪得除再进行相关疾病的治疗，往往可获得满意的疗效。此外，此方加减用于慢性扁桃腺炎、慢性口腔溃疡、慢性唇炎等病症的治疗，对属阴火致病者亦每获良效。

（李伟光整理）

（本文节选自《江西中医药大学学报》，2017 年 2 卷第 29 期 30—31 页）

整理者简介：李伟光（1992—）浙江中医药大学硕士研究生，现就职于杭州市中医院。跟师时间为 2014 年 9 月—2017 年 6 月，中医内科学专业。发表论文：何迎春升阳散火汤临床应用举隅。毕业论文：何迎春治疗阴阳两虚型多汗症临床疗效观察。

九、应用桃红四物汤加减治疗黄褐斑

黄褐斑又名"肝斑"，也可称为"妊娠斑"或者"蝴蝶斑"，是一种面部出现的对称性色素沉着性皮肤病。其多见于中青年女性，触之平于皮肤，抚之不碍手，多出现于日晒或妊娠之后。因女人爱美心理，常常困扰广大女性。

桃红四物汤来源于《医垒元戎》，原名"加味四物汤"，方名始见于清·吴谦的《医宗金鉴》，由桃仁、红花、当归、熟地黄、白芍、川芎六味药组成，主治妇女气虚血瘀造成的经期提前，经量减少，色黑有血块，质黏稠，小腹疼痛等妇科病。方中含有四物汤，有熟地黄、白芍血中之血药，当归、川芎血中之气药，合用补血调血，加上桃仁、红花加强活血化瘀之功效，祛瘀血，生新血，共奏养血活血化瘀之效。

案1：患者，女，42岁，杭州人，2015年2月初诊。

患者诉双颊部片状色斑多年，平于皮肤，压之不褪色，抚之不碍手，半年前小产后月经不调，此次月经色黑、量少，历时10余天，现于月经前时有小腹胀满疼痛，腰膝酸软，大便干结，小便自利，胃纳可，夜寐安。舌淡苔腻，脉弦细。B超示：子宫腺肌症，宫内环，左卵巢内强回声团（畸胎瘤）。

中医辨证：气滞血瘀证。

治法：疏肝健脾，活血养血。

处方：桃红四物汤合逍遥散加减。

当归15g，熟地黄15g，川芎10g，赤芍15g，红花15g，桃仁15g，柴胡12g，茯苓20g，薄荷6g（后下），炙甘草6g，煨生姜6g，莪术30g，炒枳壳30g，丹参15g，三棱15g，香附15g。

服上方7日后患者自觉面部色斑明显好转，后继续服用该方一月余巩固疗效，面部色斑渐退。复查B超：左卵巢强回声团消失。

按：妇女多易七情郁结，肝失条达，阴血暗耗，肝失所养，肝气横逆犯脾，则乳房两胁及小腹胀满疼痛，血虚脾弱则神疲食少，月经不调、量少。日久成瘀，瘀血阻滞，血不上荣于表故发黄褐斑。故选用桃红四物汤补血活血，逍遥散疏肝健脾，共奏疏肝补血活血之功效。主方中桃仁、红花两药组合共奏活血化瘀、生新血之功效；当归、川芎为血中之气药，行气活血；熟地黄、赤芍为血中之血药，补血功效大增，联合血中之气药，补血而又不滋腻。合逍遥散之用意在于女子多易情志郁结中伤肝，结合女子血虚体质，造成肝郁血虚之体。柴胡增强疏肝解郁之功效，茯苓、白术、甘草健脾益气；薄荷透达肝中之郁热；煨生姜降逆和中，且能辛散达郁。因患者便干结，给予枳壳行气导滞；加香附、三棱、莪术、丹参，更增行气活血之功。诸药合用，共奏疏肝健脾、活血养血之功效，气血调和，上荣于面，则黄褐斑消除。

案2：患者，女，57岁，温州人，2015年3月初诊。

主诉：双颊部大片色斑2年余，平于皮肤，压之不褪色，抚之不碍手，时有心情急躁不安，小腹胀痛不舒，大便黏腻不爽，小便色黄，胃纳尚可，夜寐一般。舌淡暗苔腻，脉弦滑。

中医辨证：气滞血瘀兼痰湿。

治法：疏肝健脾除湿，养血活血。

处方：桃红四物汤合香砂六君子汤加减。

黄芪30g，太子参30g，炒白术20g，茯苓20g，当归15g，熟地黄15g，白芍30g，肉桂3g（后下），桃仁15g，红花15g，大枣30g，炙甘草6g，干姜6g，香附15g，砂仁6g，郁金15g，丹参20g，芡实15g，败酱草30g，大血藤30g。

服上方14剂后患者自觉面部色斑明显好转。半个月后二诊患者诉盗汗明显，心情急躁，时有潮热，小腹胀痛不舒明显好转。原方减芡实、败酱草及大血藤，加仙茅15、淫羊藿15g、黄精20g滋补肾阴，服药半月余面部色斑渐退。

按：《难经·二十二难》曰"血主濡之"。《灵枢·经脉》曰："血不流则髦色不泽，故其面黑如漆柴者。""妇人以血为本""气为血之母"，气行则血行，气滞则血瘀，气血不足不能输布于面，则面色无华，气血不行久之瘀阻于面，晦暗成斑。方中含四君子汤：太子参大补元气、健脾益气；白术燥湿健脾和中；佐以茯苓健脾渗湿；炙甘草和中缓急。四味皆为平和之品，补而不峻，不热不燥，益气健脾，滋生气血。合四物汤：当归补血养血，调经和血；熟地黄滋阴补血；白芍疏肝理气、养血柔肝；川芎血中之气药，活血行气。八味合用，补而不滞，滋而不腻，养血活血，气血双补。再加黄芪增强补气健脾之功，肉桂补血调血之力，桃仁、红花、丹参共行活血化瘀之功，香附、郁金共奏疏肝解郁之力，砂仁、芡实健脾祛湿，败酱草、大血藤健脾清热除湿。全方合用，调节冲任气血，经脉调畅，让沉着于面颊上的色素逐渐淡化，从而取得一定的疗效。

【体会】中医认为肝藏血，肝气不舒，气血郁结不畅；脾统血，脾失健运，气血生化乏源。肝郁脾虚，气血输布不畅，最终气滞血瘀，不能上荣于面，导致"䵟黑"的形成。通过桃红四物汤的加减方能养血活血，肝气得舒，脾弱得复，血虚得养，肝脾同调，气血兼顾，共奏祛除面斑之效。

西医学研究亦表明，由于现在皮肤经常受到空气污染、紫外线辐射、滥用化妆品、长期精神焦虑、失眠、口服避孕药等各种因素的侵袭，从而造成人体内分泌紊乱而形成黄褐斑。人体内产生大量的自由基不能及时清除，使酪氨酸酶活性增加，大量黑色素合成不能排出，最后沉积于皮肤。根据其发病机理，查阅相关文献发现：桃仁可增加组织氧供及改善血液循环；红花提取物红花酊治疗皮肤瘀斑效佳；当归抗皮肤氧化，增加胶原蛋白合成；熟地黄、茯苓清除自由基，从而延缓衰老；白芍、川芎、（怀）熟地黄、红花使 SOD 含量升高。可见，现代药理学研究表明，桃红四物汤中大部分药物都有抗氧化、保护皮肤生物膜的功能，从而缓解黄褐斑的形成。

可见，桃红四物汤加减治疗黄褐斑效果确切，但医生临证时需审病求因，辨证准确，立方遣药方能取得好的疗效。

（安文静整理）

（本文节选自《广西中医药大学学报》，2015 年 3 卷第 18 期 18—19 页）

整理者简介：安文静（1993—）浙江中医药大学，硕士研究生，现就职于金华市中医院。跟师时间为 2013—2016 年。发表论文：何迎春运用桃红四物汤加味治疗黄褐斑验案举隅。毕业论文：老年痴呆与血红素的相关性及中药干预的临床研究。

十、五苓散合五皮饮临证验案

五苓散源自《伤寒杂病论》，由泽泻、茯苓、猪苓、白术、桂枝组成，功能化气利水、健脾祛湿。五皮饮最早见于《中藏经》，由茯苓皮、陈皮、桑白皮、生姜皮、大腹皮组成，功能行气健脾、利水消肿。两方均为利水渗湿剂，合用具有健脾理气、利水渗湿之功。应用五苓散合五皮饮加减不仅可有效治疗水肿、泄泻，同时对眩晕、耳鸣、睡眠障碍、视网膜静脉炎等疾病也有显著疗效。

1. 泄泻

赵某，女，54 岁。2013 年 12 月 5 日初诊。

腹泻 1 年。刻下症见：大便稀溏，每天 3~4 次，夜寐欠佳，胃纳不适。舌淡，苔白腻，脉滑。

辨证：脾虚湿盛。

治法：健脾除湿，理气止泻，重镇安神。

处方：茯苓、炒谷芽、煅牡蛎（先煎）、夜交藤、葛根各30g，桂枝、炒白术、桑白皮、大腹皮、芡实各15g，陈皮、猪苓各10g，车前子20g，干姜6g。7剂。

二诊：大便已成形，每天1~2次，遂未再服药。

按：《内经》中有"清气在下，则生飧泄"，又说："脾主为胃行其津液者也。"故脾虚升清无力，浊阴不降，则见泄泻。《脾胃论》谓："百病皆由脾胃衰而生也。"脾胃为后天之本、气血生化之源，故脾胃亏虚则致气血生化乏源，气血不足，心神失养，心无所主，进而出现夜寐欠佳；脾虚失运，湿邪内生，湿阻中焦，则见胃纳不适，舌质淡、苔白腻。何师治以五苓散合五皮饮健脾理气，利水渗湿；芡实、炒白扁豆、炒谷芽健脾化湿开胃；葛根升脾胃之阳而止泻；煅牡蛎既与葛根配伍以止泻，又与首乌藤配伍以重镇安神。诸药合用，共奏健脾除湿、理气止泻、重镇安神之功。

2. 眩晕、耳鸣

陈某，女，55岁，2014年2月20日初诊。

反复头晕耳鸣1月余，伴胃纳不适，夜寐欠佳，身重乏力，大便难解。舌淡红，苔白腻，脉滑。

辨证：水湿壅盛。

治法：健脾燥湿，理气和胃。

处方：茯苓、炒谷芽各30g，厚朴、槟榔、莱菔子各20g，桂枝、车前草、炒白术、桑白皮、大腹皮、泽兰、佩兰、苍术各15g，猪苓、陈皮各10g，干姜6g，苦杏仁12g。7剂。

2月27日二诊：服药后头晕耳鸣较前减轻，仍胃纳不适，大便偏干，舌淡，苔白腻，脉滑。前方陈皮加量为15g，再加黄芩10g、羌活12g、炒薏苡仁30g，加强健脾燥湿之功。7剂。

3月6日三诊：头晕耳鸣较二诊减轻，反酸不适，舌淡红，苔白腻。前方去车前草、羌活，加败酱草30g降气和胃。7剂。后诉头晕耳鸣好转，随访至今未再复发。

按： 绝经后，肾的推动温煦功能下降，脾土不得元阳之温煦而失温化健运之功，导致水液排泄障碍，聚而生湿、生痰。痰湿中阻，则清阳不升，浊阴不降，则眩晕、神疲，此所谓"浊邪害清"是也；痰湿内生，脾受湿困，则胃纳不适；湿邪困阻心窍，心神失养，则夜寐欠佳；湿邪弥漫全身，阻碍阳气敷布，则身重乏力；舌淡、苔白腻，脉滑为内有痰饮水湿之象。五苓散合五皮饮有健脾燥湿、理气和胃之功，何师在原方基础上改生姜皮为干姜，以温补脾阳，因车前草可入多条经络，利水之功较泽泻强，故改泽泻为车前草，加厚朴、苍术组成平胃散加味燥湿运脾和胃，炒白术、泽兰、佩兰、猪苓加强健脾燥湿之功，炒谷芽、莱菔子、槟榔健脾消食通便。诸药合用，共奏健脾燥湿、理气和胃之功。

3. 睡眠障碍

王某，女，54岁，2014年2月21日初诊。

夜寐不安1周余。1周余前因饮食失节及劳累后自觉睡眠质量下降，醒后仍感困倦，自行调整饮食并休息后未见明显缓解。既往有盆腔炎反复发作史。刻下：夜寐不安，多梦易醒，身体困重，少腹不适，冷痛隐隐，胃纳减少，大便偏溏，小便短少。舌淡红，苔白腻，边有瘀斑，脉滑。腹部B超提示盆腔少量积液。白带常规：白细胞（+++）。

辨证：脾虚不运，水湿壅盛。

治法：健脾利湿，行气利水，养心安神。

处方：茯苓、珍珠母、首乌藤、大血藤、炒谷芽、泽泻各30g，车前子、丹参各20g，炒白术、桂枝、桑白皮、大腹皮各15g，陈皮、猪苓、砂仁（后下）、荔枝核、橘核各10g，干姜、小茴香各6g。7剂。

2月28日二诊：患者诉夜寐较前好转，胃纳可，大便成形，每天2次，小便好转，舌象亦较前好转，脉滑。遂于前方加白芍30g、炙甘草10g酸甘化阴，防止祛邪太过而伤阴。7剂。

患者服3剂后，自感夜寐已安，其余诸症亦均有所好转，复查腹部B超提示无明显异常，白带常规示白细胞阴性，继服4剂以巩固善后。

按：患者为中年女性，因饮食失节及劳累伤及脾胃，脾胃无力运化，气机失调，津液不得输布，聚而生湿，上阻心窍，心神失养，故见夜寐不安，多梦易醒，醒后困倦；胃气降浊，今湿阻于胃，胃失通降，故见纳少；湿邪下注肠道，则肠道传导失司，故大便偏溏，小便短少；湿属阴邪，结于下焦，则见少腹隐隐冷痛，舌淡红、苔白腻，边有瘀斑；脾失健运，水湿排出不畅，弥漫于周身，故见身体困重。何师应用五苓散合五皮饮健脾理气、温阳化湿，车前草改为车前子，再加泽泻加强化湿利水的功效，炒谷芽、砂仁健脾和胃、理气调中，珍珠母、首乌藤通络、养心安神，丹参活血化瘀，小茴香、荔枝核、橘核三药配伍入肝经，直达少腹祛寒止痛，大血藤入大肠经、活血止痛、利尿淋。现代药理学研究表明，小茴香、荔枝核、橘核、大血藤均有抗炎、抑菌的作用。何师临床遇伴有盆腔炎致少腹疼痛不适患者时，常加入上四味药，每有显著疗效。

4. 视网膜炎

金某，男，44岁，2015年8月3日初诊。

视物模糊6月余。6个月前自觉视物模糊，来我院眼科检测，确诊为"视网膜静脉炎，黄斑水肿"，以激光联合西药治疗，效果不佳，遂来何师处就诊。刻下：视物模糊，胃纳不适，睡眠欠佳，偶感心烦，晨起口苦，腰膝酸软，大便干结，舌红，苔黄腻，脉滑数。

辨证：脾虚兼有湿热壅盛。

治法：健脾利湿，清热明目。

处方：茯苓、车前草、决明子、炒谷芽各 30g，北沙参、密蒙花、青葙子各 20g，炒白术、桑白皮、大腹皮、丹参各 15g，桂枝、猪苓、砂仁（后下）各 10g，陈皮、干姜各 6g。7 剂。

8 月 10 日二诊：诉自感视力明显好转，纳眠及二便可，舌红，苔黄腻，脉滑数。复查眼底：黄斑水肿较前减小。前方加女贞子 20g、枸杞子 30g、木贼 6g 明目退翳，赤芍 15g、泽泻 30g 利水消肿。继服 14 剂，自觉视力基本恢复正常。复查眼底：黄斑水肿吸收。

按：脾虚失运，水不运化，聚而生湿，上犯于目，故视物模糊。《血证论》云："木之性主于疏泄，食气入胃，全赖肝木之气以疏泄之，而水谷乃化。"故肝失疏泄，气机失调，脾之升清与胃之降浊功能失衡，津液不得输布，停滞中焦，聚而生湿，水湿中阻，则胃纳不适；湿阻中焦，日久生热，热扰心神则见心烦，睡眠欠佳；湿热蕴结肝胆，肝失疏泄，胆气上溢，故见口苦；湿热中阻，水谷精微不得藏于肾，肾精亏虚则见腰膝酸软；湿热阻于肠道，大肠传导失司，故见大便干结；舌红、苔黄腻、脉滑数可见于湿热壅盛证。何师善用五苓散合五皮饮加减健脾利湿，清热明目。方中车前草加量，以增强利水祛湿的功效；密蒙花、青葙子、决明子以明目、润肠通便；北沙参滋阴益胃生津；丹参凉血除烦安神；砂仁、炒谷芽健脾消食。

【结语】五苓散中，泽泻甘寒，直入肾经与膀胱经而利尿，茯苓、猪苓功可利水渗湿，三药配伍能淡渗利水、导水下行、通利小便，白术健脾、助运化水湿，桂枝外解太阳之表、内助膀胱之气化。五皮饮中，茯苓皮利水渗湿健脾，生姜皮辛散水饮，桑白皮肃降肺气、通调水道，大腹皮理气兼除湿。两方合用可增强健脾祛湿的功效，祛一身内外之湿邪。现代药理学研究表明：猪苓通过抑制肾小管的重吸收而促进尿液排泄；泽泻能增加尿量，促进尿素与氯化物的排泄，并且有降压、降血糖、抗脂肪肝的作用；茯苓除有利尿的作用外，还具有镇静、抗肿瘤、降血糖及增加心肌收缩力的作用，桂枝可促进血液循环；白术可增强免疫力；大腹皮有兴奋胃肠道平滑肌、促进胃肠动力的作用，并且可以促进纤维蛋白溶解等。何师临证多年，具有丰富的老年病治疗经验，除了擅长应用五苓散合五皮饮加减治疗上述疾病外，还擅长应用本方治疗胃炎、胸腔积液、心包积液等疾病。何师在临床辨证时，始终抓住脾虚湿盛这一病机，并且善于通过观察舌苔厚薄，判断患者体内湿邪的轻重程度，治疗时通过加减五苓散合五皮饮的药物剂量和组成，以调整健脾、祛湿、利水、行气等功效的强弱，每每取得较好疗效。

（薄理实整理）

（本文节选自《浙江中医杂志》，2017 年 2 卷第 52 期120—121 页）

整理者简介：薄理实（1993—）2017 年 7 月毕业于浙江中医药大学，硕士研究生，现就职于德清县中医院。跟师时间为 2014 年 9 月—2019 年 7 月，中医内科学（老年脑血管方向）专业。发表论文：何迎春应用五苓散合五皮饮临证验案举隅。毕业论文：血尿酸与轻度认知功能障碍的相关性及中医辨证分型。

十一、柴胡加龙骨牡蛎汤临床验案

柴胡加龙骨牡蛎汤出自《伤寒杂病论》，原方组成：柴胡四两，龙骨、黄芩、生姜（切）、铅丹、人参、桂枝（去皮）、茯苓各一两半，半夏二合半（洗），大黄二两，牡蛎一两半（熬），大枣六枚（擘）。因铅丹有小毒，临床常以磁石等替代。此方被认为是治疗情志疾病的经典方剂之一，笔者在跟师期间，发现凡辨证属于"肝胆热郁，痰火扰心"病机者，常可运用本方加减。何师临床上辨证使用柴胡加龙骨牡蛎汤，常获得疗效满意。

1. 乳头溢血

马某，女，36 岁，自由职业者，2019 年 3 月 28 日初诊。

患者诉乳头溢血一年余，常晨起发现睡衣上有硬币大小溢血片，色淡红，月经间期明显，伴经前乳房胀痛、心情烦闷、急躁。其间多次服用中药（具体不详）治疗不效，故来就诊。查见：乳头无红肿，无皱缩，未见破溃。舌红，舌边有瘀斑，苔黄腻，脉弦。外院行乳腺钼靶检查提示：双乳腺体结节状改变；乳管镜检查未见明显异常。

中医辨证：乳衄，肝胆热郁证。

处方：柴胡加龙骨牡蛎汤加减。

柴胡 12g，黄芩 10g，党参 15g，姜半夏 20g，茯苓 20g，生龙骨 30g，生牡蛎 30g，桂枝 12g，干姜 5g，大枣 20g，炒白芍 15g，淮小麦 30g，蜜甘草 6g，大血藤 30g，郁金 20g，白蒺藜 20g，酸枣仁 20g，炒鸡内金 30g。7 剂，水煎服，日 1 剂，早晚分服。

二诊：患者诉近一周内乳头未见溢血，情绪较前略有好转，其余诸症亦有所缓解。近日夜间少许出汗，原方改生牡蛎为煅牡蛎30g，加五味子6g、泽兰20g。继服7剂。

三诊：患者诉以上诸症进一步好转。乳头溢血未再发生，值经前期乳房胀痛亦不明显，情绪较前明显好转。守方继续巩固治疗2个月，未出现乳头溢血现象。

按：乳头溢血中医谓之"乳衄"。《疡医大全·乳舰门主论》记载："乳血乃忧思过度，肝脾受伤，肝不藏血，脾不统血，肝火亢盛，血失统藏，所以成衄也。"可知乳血与肝脾功能失司密切相关。此例中患者为中年女性，平素性情急躁易怒，致肝气郁结化火，损伤血络，发为乳血。肝气郁结，气阻络瘀，不通则痛，则见乳房经前胀痛；舌质红苔黄腻，有瘀斑，脉弦，均为肝郁化热之征。虽病症繁多，辨证总属"肝胆热郁"，"肝郁"不解则乳血不愈，乳血困扰日久而"肝郁"愈增。故选方用疏肝泄热、重镇安神之柴胡加龙骨牡蛎汤加减。方中小柴胡汤和解少阳，转运枢机，清疏肝火，桂枝与柴胡相配，外疏而通达郁阳，茯苓渗利水道，宁心安神。本方平息肝胆郁火，疏肝解郁治其本，且重用龙骨、牡蛎，重镇安神的同时，收敛固涩乳血治其标。另合用甘麦大枣汤养心安神，郁金、白蒺藜平肝解郁，大血藤、泽兰活血化瘀。7剂后患者乳血止，情绪转佳，诸症缓解。三诊患者乳血未发，诸症进一步好转，守方继续巩固治疗，并嘱其调畅情志，标本兼治，疾病向愈。

2. 少年遗精

金某，男，18岁，高三学生，2019年3月12日初诊。

患者诉遗精半年余，夜寐多梦，梦中遗精，每周2~3次，胃纳一般，二便无殊。舌质红，苔薄腻，脉弦滑。

中医诊断：遗精，肝胆郁热证。

处方：柴胡加龙骨牡蛎汤加减。

柴胡 15g，黄芩 10g，党参 15g，姜半夏 20g，茯神 20g，煅龙骨 30g，煅牡蛎 30g，桂枝 12g，干姜 5g，大枣 15g，炒白芍 15g，淮小麦 30g，蜜甘草 6g，金樱子 30g，芡实 20g，炒鸡内金 30g，酸枣仁 20g，山萸肉 20g，益智仁 15g。7 剂，水煎服，日 1 剂，早晚分服。

二诊：患者诉遗精次数减少，现遗精每周 1~2 次，夜梦亦较前减少。原方减柴胡至 10g。继服 7 剂。

三诊：患者诉遗精未再发，夜间睡眠安稳。近日感胃纳欠佳，上方去酸枣仁，加炒麦芽 30g、焦六神曲 30g、炒白术 15g。继服 14 剂，巩固疗效，后随访 2 个月遗精未见复发。

按：遗精始见于《内经》，《灵枢·本神》曰"恐惧不解而伤精，精伤则骨酸痿厥，精时自下"，指出精神恐惧是遗精的成因。清代林珮琴亦在《类证治裁·遗泄》中提出"有梦治心，无梦治肾"，指出心、肾为遗精主要病变脏腑。此例中患者为高三学生，临近高考学业繁重，精神紧张，情绪焦虑，致心阴耗伤，肝胆火旺，扰动精室而致遗精。肝郁化火，上扰心神，则伴见夜寐多梦。舌质红、苔薄腻、脉弦滑，均为肝胆热郁，痰火扰心之象。选方用柴胡加龙骨牡蛎汤加减，疏泄肝胆之郁热，调治心神之逆乱，且龙骨、牡蛎有较好的涩精止遗功效。另合淮小麦、酸枣仁养心安神，金樱子、芡实、益智仁、山萸肉、炒鸡内金增强涩精止遗功效。如此则肝气条达、心神安宁、二、三诊时患者遗精、夜梦次数明显减少，故效不更方，巩固治疗。如此，方随法出，法随证立，则药到病除。

3. 盗汗

张某，女，44 岁，职员，2019 年 4 月 18 日初诊。

患者诉反复盗汗 1 年余，近期因工作及生活压力增加，盗汗加重，汗出湿衣，伴夜寐欠佳，易醒，白天精神疲乏，工作效率下降。舌尖红，苔薄腻，脉弦数。

中医诊断：盗汗，证属肝胆郁热，营阴外泄。

处方：柴胡加龙骨牡蛎汤加减。

柴胡 15g，黄芩 10g，党参 20g，姜半夏 20g，茯苓 20g，龙骨 30g，煅牡蛎 30g，桂枝 12g，干姜 6g，大枣 20g，炒白芍 20g，淮小麦 30g，蜜甘草 6g，仙鹤草 30g，十大功劳叶 15g，合欢皮 15g，酸枣仁粉 10g（冲服）。7 剂，水煎服，日 1 剂，早晚分服。

二诊：患者诉潮热汗出有所缓解，夜寐较前改善。原方减柴胡至 12g，减大枣至 15g。继服 7 剂。

三诊：患者诉潮热汗出不明显，夜寐进一步好转，白天精神转佳，工作效率亦提高。上方去仙鹤草、十大功劳叶，继服 7 剂，巩固疗效。

按：盗汗是指寐则汗出、醒则汗止、自不知觉的一种病症。中医多将其归于阴虚，然又有肝胆热郁、脾胃湿热等诸多原因。此例中患者为中年女性，平素工作、生活压力大，心烦急躁，易致肝气郁滞，郁而化火，火热逼津外泄，而致盗汗。情志不遂，郁怒伤肝，气郁化火，上扰心神而致寐差。舌尖红、苔薄腻、脉弦数，均为郁热内扰之征。何师四诊合参，选方用柴胡加龙骨牡蛎汤加减。方中龙骨、牡蛎重镇安神，且收涩止汗，配以小柴胡汤、桂枝等疏解郁阳，茯苓宁心安神，诸药合用，共奏和解少阳、疏肝利胆之效，另合用淮小麦、酸枣仁粉等品，则止汗、解郁、安神并举。二诊患者盗汗症状已明显缓解，效不更方，随症加减，疗效显著。

【体会】柴胡加龙骨牡蛎汤可和解少阳，重镇安神，临床应用广泛，古今历代医案中，多据烦惊、谵语、胸满等为辨证要领，广泛应用此方治疗癫狂、癫痫、心悸、失眠等，或西医学的精神分裂症、神经衰弱、神经官能症、血管神经性头痛、戒断综合征等。何师临证多年，谙熟经典，擅用经方，临床运用本方常取得满意疗效。本文中三例患者分别以乳血、遗精、盗汗为主症，然何师仔细辨证，发现三例患者均有"紧张，焦虑，烦躁，心烦"等肝郁情绪及"寐差，舌红，脉弦"等郁热扰心表现，故认为辨证总属"肝胆热郁，痰火扰心"，选用本方重于疏肝解郁、重镇安神，改善患者情绪，提高整体疗效。另根据患者病情，适当配伍化瘀止血、收敛止汗、涩精止遗之品，故收满意疗效。临床应用本方的关键，在于辨识"肝胆热郁，痰火扰心"的病机，临床每遇患者紧张、焦虑、烦躁，心烦、寐差、舌红、脉弦等表现，常可加减应用本方，且每获良效。

（本文节选自《中国乡村医药》，2020 年 27 卷第 17 期 23—24 页）

十二、运用序贯疗法辨治慢性疲劳综合征

1. 病因病机

（1）脾虚湿盛：脾胃为后天之本，乃气血生化之源，《素问·五味》曰："故谷不入，半日则气衰，一日则气少矣。"慢性疲劳综合征患者，其气血亏虚之主因可归结于脾胃运化失常。脾主运化，在体合肉，主四肢，全身肌肉皆依赖于脾胃运化之水谷精微荣养，才能壮实丰满。脾虚之人，往往易受湿邪侵袭，湿为阴邪，湿盛则阳微，易阻滞气机，损伤阳气，而脾

喜燥恶湿，湿邪重浊黏滞之性，使得二者互相纠缠，疲劳乏力之症更加长久难愈，如《温病条辨·上焦篇》云："其性氤氲黏腻，非若寒邪之一汗即解，温热之一凉即退，故难速已。"

（2）肝郁气结：肝主疏泄，肝气具有疏通调畅全身气机的作用，促进津液气血在全身的输布以及辅助脾胃之运化升降。肝者罢极之本，肝脏的疏泄功能正常，情志的条达与本病的发病与否密切相关，《素问·宝命全形论》曰："土得木而达。"若肝失疏泄，则会同时影响脾胃运化、胆汁排泄与气血津液的输布，出现因郁滞而致虚之症状。此外，肝主身之筋膜，人之关节筋膜依赖于肝血之濡润滋养与肝气之通达，肝气不利，可导致四肢痿痹不用。中医认为，尽心谋虑则劳肝，特别对于中青年人群，事务繁忙，更易使情志失于调畅，而导致肝郁气结，从而影响身心，出现各种疲劳症状。

（3）气滞血瘀：病久治不愈者，往往有兼夹气血瘀滞为患，其根源大抵为肝脾肾之功能失常，或由运化无力，使得血液生化无源，新血不足，脉道失于充养，因虚致实，或因阳气虚衰、气机失调，气化推动功能失常，导致气血运行不畅，阻滞不通，最终出现气滞血瘀之证。《素问·五脏生成》云："肝受血而能视，足受血而能步，掌受血而能握，指受血而能摄。"若气血运行受到阻滞，则会导致全身躯体及脏腑筋脉失于濡养，出现肢体无力、头晕目眩、口唇爪甲青紫、肢体麻木疼痛等症状。

（4）气血亏虚：气者，人之根本，既是构成人体基本的物质之一，又推动着脏腑功能活动。《类经·摄生类》亦有言："人之有生，全赖此气。"气正常运行，方能维系人体正常生理功能；若人体之气衰退，则神形失养，出现一系列气短、乏力、懒言的气虚症状。血液亦为人体生命载体之一，内可通达五脏六腑，外至筋骨皮肉，起着充盈濡养全身的作用。血液亏虚，则会可能出现面黄肌瘦、毛发不荣、运动失灵等现象。何师认为，人之一身，唯气与血，气血之盛衰，直接影响人体生理功能，而五脏六腑之功能，全赖气血之充养，二者不可须臾相离。

（5）肾精不足：肾为先天之本、生气之根，主生长发育以及脏腑气化，推动调控各脏腑的生理功能。精者，身之本也。肾精充足，则脏腑形体官窍得以温煦，各种生理活动得以正常发挥，若肾精不足，则机体活动功能低下，正如《素问·六节藏象论》所言："肾者，作强之官，伎巧出焉。"人在青年时期，多生活不规律，劳累过度，皆可影响肾的正常生理功能；随着年龄增加，中年之后，肾精与肾气逐渐衰减，躯体也不可避免地出现四肢乏力、腰酸等症状，最终出现"五脏皆衰，筋骨解堕"之情形。

2. **分期辨证，序贯治疗**　慢性疲劳综合征患者往往兼有多种病机，虚实夹杂，而非单纯一证，故单用一种治法实难奏效。如单用扶正则邪气益盛，单用祛邪则正气益衰，攻补兼施又虑其效力不专，故何师提出此病可分期辨证论治：该病初期，正气未虚，以邪实为主，多由水湿阻滞、肝气郁结所致，法当健脾祛湿、疏肝解郁；疾病中期，正气渐虚，患者出现气血失荣之象，且久病之人，往往有气血瘀滞，故当攻补兼施，治以补益气血、活血化瘀；而病至后期，病程迁延，终致肝肾不足，脏腑亏虚，故以补益肝肾为主。治疗上提倡以序贯疗法治疗该病，分先后专事一法使之力专效宏。慢性疲劳综合征患者虽有正气亏损，然邪气亦盛，故无须急于扶正，可以祛邪为先，辨证施治2～3个疗程后，继以补正，兼以攻邪，且该病病史较长，病势较缓，病至后期，难免脏腑亏虚，元气大伤，须以补肾益精为主，辅以调理其余脏腑。此三者相继进行，如环序贯，以此取得良好疗效。处方用药方面，何师善于根据辨证随时调整方药剂量，讲究个体化治疗，于辨证施治时从整体情况着手，根据病情之邪正虚实，选择相应处方用药，尤其重视顾护脾胃，同时兼顾他脏，以此来调整人身体阴阳平衡，取得良好疗效。

3. 治法方药

（1）初期健脾除湿、疏肝解郁：慢性疲劳综合征患者初期往往有邪实为患，多为水湿困脾、肝气郁结，故此时期治疗多以健脾除湿、疏肝解郁为主。如患者脉滑，舌淡苔腻，湿象明显，病机属水湿困脾，则多投以三仁汤、五苓散、平胃散等方健脾利水。我们认为，治脾与治湿必须相伴而行，对脾生湿、湿困脾之人，一般健脾与利湿同治，正所谓"治湿不理脾，非其治也"。湿性偏重者重用茯苓、泽泻，喜用佩兰、厚朴、砂仁、泽兰以增强除湿功效；若湿热较盛，兼夹热毒为患，舌质较红，则代之以甘露消毒丹加减。慢性疲劳患者中，以抑郁、急躁、焦虑等为明显临床表现，脉弦，病机为肝郁气滞患者，常常予以逍遥汤加减治疗，以其既可疏肝解郁，又可健脾养血之意。若情志抑郁较重者，则予柴胡疏肝散，重用合欢皮、百合、郁金、香附以安神解郁。除此之外，于治疗之余，何师亦喜从生活工作方面开导患者，劝其遵循古训"安于淡薄，少思寡欲，省语以养气，不妄作劳以养形，虚心以维神"，嘱咐患者保持心情舒畅，二者结合，双管齐下，方能取得良好疗效。

（2）中期补益气血、活血化瘀：若患者病机为气血亏虚，症见神疲乏力、少气懒言、面白或萎黄、舌淡苔薄白、脉细弱者，用十全大补汤加减，重用黄芪、党参、白术、茯苓、当归、熟地黄、白芍等药物，加补而不腻而有清补之功的十大功劳叶，以及善于补虚强壮之仙鹤草；若患者兼有轻微热象或者津液亏虚，则常常以生地黄代熟地黄，太子参替换党参，同时为防止补药太过滋腻碍胃，常加炒谷芽、建曲健脾助运；脾胃虚弱，饮食难消者，加三棱、莪术。久病气血瘀滞之患者，往往伴有躯体部分麻木刺痛、嘴唇暗紫，舌有瘀斑瘀点等症状，治以活血化瘀之法，投以血府逐瘀汤加减。患者腹痛较甚，则重用当归、芍药、乌药；若患者四肢痹痛、经脉不利较重，则加鸡血藤、延胡索等药物；腰腿酸痛者，常加川牛膝引血下行。此外，何师于活血之余，多以香附、木香等行气药以辅助，取气行则血行之意。何师认为，活血攻伐之药容易伤及正气，因此每每在此之后接以补益之剂，使得祛邪而不伤正。

（3）后期填精益肾：对于肾精不足患者，根据肾之阴阳虚损情况，何师辨证使用左归丸、右归饮、二至丸等方加减。阳虚之人，喜用附子、干姜、肉桂、巴戟天、鹿角片、菟丝子等药物。腰痛较甚者，加狗脊、杜仲、桑寄生、怀牛膝；夜尿增多者，重用金樱子、锁阳、益智仁；盗汗较重，则加用五味子、瘪桃干、地骨皮等止汗；部分女性，出现脏躁症状者，则辅以甘麦大枣汤及合欢皮、百合等药物以宁心安神。何师认为，诸多患者，往往有脾肾两亏，补肾之余应考虑脾胃之功能，且一味进补滋肾之品也易损伤脾胃，因此常常补肾与健脾交替而行，于临床上取得良好疗效。

4. 病案举例

范某，女，37 岁。

主诉：疲劳乏力 1 年余。患者 1 年前无明显诱因下出现疲劳乏力，伴素体腰酸腰痛，当时未予以重视，其后疲劳乏力症状迁延不愈，体检及实验室检查未发现明显器质性病变。现症：患者自觉疲劳乏力，伴腰痛，眠差，胃纳一般，1周腹泻2~3次，经行时偶有腹痛。舌淡苔白腻，脉沉滑。

中医辨证：脾虚湿盛为主，兼有气血及肾精不足。

治法：化湿利水，健脾和胃。

处方：五苓散合五皮饮加减。

陈皮10g，茯苓30g，干姜6g，生桑白皮15g，大腹皮15g，桂枝15g，猪苓10g，车前草15g，炒谷芽30g，炒白扁豆30g，炒薏苡仁30g，泽泻30g。7剂，日1剂，水煎，2次分服。

二诊：患者诉各症状虽有所缓解，但仍有腹泻、疲劳感及腰痛，舌质红，苔稍腻。改前方为资生丸加减，以党参代人参，加杜仲30g，狗脊15g，桑寄生30g。

三诊：腹泻减，胃纳佳，然仍有疲劳乏力、腰痛，舌质淡，苔薄白，脉细弱。改用十全大补汤，加川续断15g，菟丝子15g，仙鹤草30g，炒谷芽30，狗脊15g，盐杜仲30g，桑寄生30g，川牛膝15g。

四诊：患者诉疲劳乏力症状大幅改善，然腰酸腰痛较甚，舌淡苔稍腻，脉沉细。予右归饮加减，加干姜6g，鹿角片6g，桑寄生30g，巴戟肉10g，炒谷芽30g，建曲30g，佩兰15g，砂仁6g，狗脊15g，川牛膝15g，陈皮30g，大腹皮30g。

五诊：患者腰痛缓解，余症若失，以前方加减14剂善后巩固。

按：该患者平日工作繁忙，生活作息不规律，长此以往，终使脾胃虚弱，不仅使水谷精微运化无权，气血亏虚，亦致水湿内停，困阻脾土，同时，患者素有肝肾亏虚，多种病机共存，虚实夹杂。初诊之时，患者舌淡苔腻，脉滑，腹泻，水湿之象较重，且正气尚存，故先祛邪，治以五苓散合五皮饮健脾利水化湿。二诊之时，患者湿邪已去，脾虚仍在，舌质偏红，尚有热象，故以资生丸健脾、除湿、清热三者并行，达到补而不留湿、除邪不伤正之目的。三诊之时，患者水湿既除，邪气已去，然长期脾胃虚弱兼工作繁忙之下，气血亏虚，且见舌质淡，苔薄白，故后以扶持正气，投之十全大补汤补益气血，辅以补益肝肾。四诊之后，患者气血渐复，然素体肝肾不足，仍有腰酸腰痛，遂予右归饮补益肾精以巩固善后。该患者多种病机夹杂，区分标本缓急，主次先后，运用序贯疗法，采用先攻后补之方略，遂获良效。

【结语】慢性疲劳综合征（chronic fatigue syndrome，CFS）是一种以慢性或反复发作的极度疲劳持续至少半年以上为特征的症候群，同时可伴有低热、淋巴结肿痛、肌肉酸痛、关节疼痛、注意力下降、睡眠异常、免疫功能异常和其他神经精神症状及非特异表现的综合征。随着现代社会生活节奏的加快及竞争压力的增加，该病的患病率不断提升，目前尚无明确有效的治疗方法。何师临证多年，于门诊及病房积累了丰富的经验，对于治疗慢性疲劳综合征颇有心得。她提倡分期辨证，将该病分为初、中、后三期，结合序贯疗法，治法以健脾祛湿、补益气血、填精益肾、疏肝解郁、活血化瘀为主，同时注重脾胃，用药选方灵活，善于随症加减，临床疗效显著。

（孙禄俊整理）

（本文节选自《新中医》，2017 年 2 卷第 49 期 197—199 页）

整理者简介：孙禄俊（1995—）2018 年毕业于浙江中医药大学，硕士研究生，现就职于温岭市中医院。跟师时间为2015—2018 年。发表论文：何迎春运用序贯疗法辨治慢性疲劳综合征经验介绍。毕业论文：何迎春治疗肝胃郁热型胃食管反流临床疗效观察。

十三、三仁汤治疗妇科杂病

三仁汤出自《温病条辨》，由苦杏仁、白豆蔻、薏苡仁、厚朴、法半夏、滑石、竹叶、通草组成，具有宣畅气机、清热利湿功效。此方原用于温病感受暑邪偏于暑湿者，症见头痛恶寒、身重疼痛、舌白不渴、脉弦细而滑，面色淡黄，午后身热，胸闷不饥，状若阴虚，病难速已。何师临床常应用三仁汤治疗妇科疾病。

1. 卵巢囊肿

葛某，女，41岁，护士。

自诉发现卵巢囊肿2个月。2个月前体检B超检查示：子宫左侧可见一大小约3.1cm×2.4cm的液性暗区，边界清，有包膜。诊断为左侧卵巢囊肿。当时正值月经后第5天。平素月经量、色、质及时间均正常，无腹痛、腰痛等症状。自觉胃纳欠佳、倦怠懒言、大便溏薄。舌体胖大，舌苔白腻，脉象沉濡。

中医辨证：痰湿壅滞，冲任不畅。

治法：健脾化湿，软坚散结。

处方：三仁汤加减。

苦杏仁12g，白豆蔻10g，薏苡仁30g，厚朴10g，法半夏15g，滑石30g，淡竹叶3g，通草6g，茯苓30g，桂枝15g，莪术30g，干姜6g。7剂。

二诊：服药后胃纳渐佳，精神转佳，大便成形。原方增加茯苓用量至60g，余药不变，迭进14剂，诸症均缓解。B超复查未见异常。

按：中医认为，卵巢囊肿多由肝气郁结、脾虚湿阻、肾气不足、湿淫下侵所致，治宜疏肝理气、健脾化湿、补益肾气、除湿解毒等。该例患者属痰湿壅滞，治宜宣畅气机、健脾利湿，选三仁汤加减治疗，取得较好疗效。

2. 闭经

张某，女，32 岁，教师。

主诉月经延期 30 天，伴见倦怠乏力，体型渐丰，嗜睡健忘。查见体型丰满，面部油光。舌体胖大，舌苔白腻，脉象濡涩。

中医辨证：痰湿壅滞，络脉不通。

治法：健脾化湿，活血化瘀，

处方：三仁汤加减。

苦杏仁 12g，白豆蔻 10g，薏苡仁 30g，厚朴 10g，法半夏 15g，滑石 30g，淡竹叶 3g，通草 6g，桃仁、红花各 10g，莪术 30g，干姜 6g。3 剂。

二诊：服药后月经来潮，血量中等，色泽正常。继服 7 剂后，倦怠乏力、嗜睡纳呆等诸症均缓解。随访半年月经均按期而至。

按：中医认为，闭经原因有虚实两端。虚者多因肾气不足，冲任虚弱，或肝肾亏损，精血不足，或脾胃虚弱，气血乏源，或阴虚血燥等导致精亏血少，冲任血海空虚，源断其流，无血可下，而致闭经。实者多为气血阻滞，或痰湿流注下焦，使血流不通，冲任受阻，血海阻隔，经血不得下行而成闭经。临床可见单纯的虚证或实证，亦可见虚实错杂为病。该例闭经属痰湿流注中焦，症见倦怠乏力，体型渐丰，嗜睡健忘，面部油光，舌体胖大，舌苔白腻，脉象濡，故用三仁汤加减疗效甚佳。

3. 产后低热

骆某，女，31 岁，工人。

诉产后发热 15 天。患者于 1 个月前剖宫产一女婴，产后 15 天出现发热，体温波动在 37.3～37.8℃，无咳嗽咳痰、无尿频尿急、无腹痛腹泻等症状。当时化验血常规、尿常规、拍胸片等各项检查均未见异常。刻下症见：精神尚好，头重如裹，胃纳欠佳，恶露量少。舌淡，苔黄腻，脉滑数。

治法：化湿清热，考虑产后多虚多瘀，佐以益气养血活血。

处方：三仁汤加减。

苦杏仁 12g，白豆蔻 10g，薏苡仁 30g，厚朴 10g，法半夏 15g，滑石 30g，淡竹叶 3g，通草 6g，茯苓、泽兰各 15g，炒谷芽 20g，干姜 6g，鱼腥草、生黄芪各 15g，当归 10g。5 剂，水煎服，1 剂。

患者服 2 剂后热势减，3 剂热除，诸症好转。继续住院观察 1 天未发热，随访 2 周未见复发。

按：产后发热临床较为常见，即使没有感染征兆，也常见高热不退，抗生素疗效欠佳。中医认为，产后发热病因较复杂，多与外感、瘀、虚等有关。笔者在临床中发现，湿热型产后发热较为常见。由于生活水平提高和优生优育观念的普及，孕妇妊娠期营养丰富，摄入大量高热量饮食，过剩的营养在体内转化为湿热。生产过程中又耗伤气血，引起产后气血暂时不足，气化能力降低，使体内湿热郁而发热。

【讨论】三仁汤中苦杏仁苦辛，轻开上焦肺气，肺主一身之气，气化则湿化。白豆蔻芳香苦辛，行气化湿，以利中焦。薏苡仁甘淡，渗利湿热，利湿不伤阳，以利下焦。三焦同治，气行则湿化。滑石滑利，增加利湿热之功；热重以竹叶清热。

药理研究显示，三仁汤具有调节免疫、改善血流、抗内毒素等作用。

（苏蒙整理）

（本文节选自《浙江中西医结合杂志》2011 年 21 卷第 8 期 567 页）

　　整理者简介：苏蒙（1997—），主治中医师，2013 年毕业于浙江中医药大学，硕士研究生，现就职于杭州市中医院。跟师时间为 2010 年 9 月—2013 年 6 月，中医内科学专业。毕业论文：从 β 类淀粉样蛋白等氧化损伤角度探讨健脾填精方治疗轻度认知功能障碍的机理研究。

十四、治疗乳腺癌经验

　　在治疗乳腺癌患者临证中，何师强调辨病与辨证相结合，扶正与祛邪相结合，辨证细微，立方遣药正中病机，取得了良好的疗效。

（一）临证经验

1. 扶正为主，首重脾胃　　在扶助正气诸法中，何师尤其注重调理脾胃。一方面，根据经络循行路线"足阳明胃经行贯乳中"，乳房属胃，为阳明气血汇聚之所，其发病与脾胃关系密切。脾为后天之本、气血生化之源。脾之健运，化生精微，并输布气血津液于全身，乳房依赖于水谷精微的培育和充养，则气血调和，积聚难生。若脾失健运，则气血虚弱，津液失调，痰凝结聚，难以发散，久而久之形成乳岩。另一方面，乳腺癌术后、放化疗后就诊的患者，手术、放化疗在攻伐邪毒的同时，亦渐耗人体正气，常表现为脾胃虚弱，气血生化不足。

张洁古《治法机要》曰"壮人无积，虚则有之"，并指出
"若遽以磨坚破结之药治之，疾虽去而正已衰矣，故治积者，
当先养正而积自除"。何师在治疗乳腺癌时首重扶助正气，注
重调理脾胃，益气养血。临证见面色萎黄、疲倦乏力、体力不
支、脚膝无力、消瘦、纳差等脾虚表现者，常以四君子汤为基
础方扶正健脾。若乳腺癌术后、肿瘤晚期气血亏虚明显者，方
选八珍汤、十全大补汤、归脾汤加减以益气养血；若放化疗后
恶心呕吐，胃脘部不适，食欲减退、体重下降，舌淡苔薄，脉
弱者，多辨为脾胃虚弱，常以香砂六君子汤加减，健脾益气、
理气化痰。本着"人以胃气为本，胃气一败，百药难施"的
原则，在药味选择上，常加入炒麦芽、炒鸡内金、六神曲、焦
山楂等健胃消食之品，使患者食欲改善，机体得到水谷充养而
起到扶正祛邪的作用。

2. 疏肝达木，调畅气血　乳腺癌的发病与肝脏关系密切，
陈实功在《外科正宗》中指出"夫乳病者，乳房为阳明胃经
所司，乳头为厥阴肝经所属"，认为乳腺疾病与肝脏关系密
切。元代朱丹溪在《格致余论》中指出乳岩是由于"肝气横
逆，遂成隐核"，认为乳腺癌的发生与情志不畅、肝气郁结息
息相关。何师指出，女子以肝为先天，以血为本，以气为用，
肝主疏泄，具有疏通、条达全身气机的功能。若长期情绪低
落、郁郁寡欢、忧愁焦虑，或暴怒气逆，导致肝失条达，疏泄
不利，日久则气阻络痹于胸胁而成乳岩，强调了肝气郁结在乳
腺癌发生发展中的重要作用。

因此，在乳岩的治疗中，应注重疏肝理气。此证型患者常
见乳房肿块胀痛，伴有不同程度的情绪抑郁，双胁胀痛，善太
息、烦躁易怒，舌红苔薄，脉弦。若临证以肝气郁结为主者，
治疗常以柴胡疏肝散加减疏肝解郁。若乳腺癌患者见脘腹部及

两侧胁肋作胀、饮食不馨、苔腻等肝脾郁结征象，多用丹溪越鞠丸加减以理气行滞。若肝气疏泄不及影响脾胃运化失常之脾虚肝郁证型，常用逍遥散加减。若气滞甚者，常加用郁金、香附、合欢皮、紫苏梗、乌药、青皮、陈皮以增强行气解郁之功；若兼火郁，则用牡丹皮、栀子以清肝泻火，或加用金铃子散以疏肝泄热；若兼痰郁，多合用半夏厚朴汤或二陈汤加减；若兼食郁，多用炒鸡内金、山楂、六神曲、炒麦芽、炒莱菔子等行气消食之品；心中烦热者也可合用栀子豉汤以清宣郁热。此外，大多乳腺癌患者均会出现不同程度的精神压力，如情绪紧张焦虑、郁郁寡欢，故在药物治疗同时，何师亦重视辅以思想开导，减轻患者思想负担，帮助患者树立战胜疾病的信心。

3. 补肝益肾，调理冲任　宋代陈自明在《妇人大全良方》中曰："妇人病有三十六种，皆由冲任劳损所致。"冲为血海，任主胞胎，冲任二脉皆属肝肾所主，古有"肝肾同源，精血同源"之说，故何师认为，肝肾亏虚、冲任失调是乳腺癌发病的重要原因。一方面，经断前后，天癸将竭，肾气渐衰，精亏血少，冲任亏损，乳腺不能得到精血的濡养，气血留滞，则生痰结瘀，变生癌肿。另一方面，乳腺癌内分泌治疗的患者，由于治疗周期长，副作用延续时间长，常出现月经失调、腰腿酸软、潮热盗汗、烦躁郁怒、心烦失眠等冲任失调的表现。

《素问·阴阳应象大论》云："肾生骨髓，髓生肝。"乙癸同源，故何师治疗此证型常用肝肾同治、滋水涵木之法。对于肝肾阴阳俱虚出现潮热盗汗、腰酸乏力、头晕耳鸣、五心烦热等更年期综合征表现者，常用二仙汤加减补肾扶阳、滋肾养血。若以腰酸、足软、耳鸣、尺脉虚等肾阴不足为主要表现者，常选用左归饮、六味地黄汤加减治疗。若表现为眩晕目涩、胁肋隐痛、脉弦细等肝阴不足，常合用一贯煎加减或合用二至丸治疗。若盗汗明显者，常加用浮小麦、五味子、瘪桃干、山茱萸敛汗生津。对于肾阳不足，骨失所养，出现腰膝酸软、肢体疼痛，甚至骨折者，常加入补骨脂、菟丝子、川续断、杜仲、牛膝、狗脊等补肾壮骨之品。

4. 化瘀消癥，攻邪得当　血瘀、痰阻、癌毒相互胶结，贯穿于乳腺癌发生和发展的整个过程。素体气血亏虚，无力推动气血津液的正常运行，津液停滞为痰湿，血停为瘀，痰瘀蓄积日久酿生癌毒；或长期情志不畅，郁怒伤肝后，无形之气郁和有形之痰瘀相互胶结，凝结乳络而成乳岩。何师在临证中常根据痰、瘀、毒的轻重而灵活调整药物，化痰、祛瘀、解毒、消癥治法贯穿始终。此型可选用仙方活命饮、血府逐瘀汤加减。若瘀血甚者，可酌加乳香、没药、三棱、莪术、水蛭化瘀止痛。若湿邪甚者，加猪苓、薏苡仁、茯苓、泽泻利湿抗肿瘤，白花蛇舌草、半枝莲、藤梨根、猫人参等清热解毒抗肿瘤，辅以猫爪草、石见穿、夏枯草、浙贝母、皂角刺等软坚散结。

（二）病案举隅

奕某，女，63 岁，2016 年 11 月初诊。

患者左乳导管内癌皮下单切 4 年余。2016 年 1 月 10 日常规病理："左乳"残腔周围可见小灶高级别导管内癌成分（大小约 0.1mm），伴残腔周围炎性肉芽组织增生，肉芽肿反应，基底及周切缘阴性。既往有高血压病、高脂血症病史，有甲状腺恶性肿瘤手术史，乳腺癌术后长期服用来曲唑内分泌治疗。刻诊：易出汗，动辄益甚，乏力，腰膝酸软，活动后感心慌，夜寐差，二便调。舌红苔薄，脉细弱。

中医辨证：气血虚弱，表虚不固。

治则治法：益气固表。

处方：玉屏风散加减。

黄芪 30g，炒白术 10g，防风 10g，柴胡 10g，姜半夏 10g，桂枝 10g，炒白芍 20g，蒸五味子 6g，瘪桃干 30g，干姜 3g，大枣 10g，炙甘草 6g，百合 30g，淡豆豉 12g，焦山栀 10g，炒谷芽 30g，合欢皮 15g，夜交藤 30g。7 剂，日 1 剂，早晚分服。

二诊：患者诉诸症缓解，仍感气短乏力，有潮热，感双眼干涩，胃纳一般，夜寐欠安，大便可，舌红苔薄白，治以温补气血，以十全大补汤加减。

黄芪 30g，太子参 20g，炒白术 15g，茯苓 15g，当归 15g，生地黄 10g，麸白芍 15g，肉桂 3g（后下），十大功劳叶 10g，合欢皮 10g，大枣 15g，炙甘草 6g，干姜 6g，川续断 15g，菟丝子 15g，仙鹤草 30g，炒谷芽 30g，瘪桃干 30g，知母 6g，黄柏 6g。14 剂，日 1 剂，分两次服。

此后经常就诊，基本维持上述治则治法。随访 4 年，精神尚佳，未见不适。每年复查各项指标，均未见异常。

按：患者年过六旬，先有甲状腺恶性肿瘤手术，后行左乳癌手术治疗，手术耗伤气血，术后正气大虚，故见汗多、神疲乏力、心悸等气血衰弱的症状。该患者因苦于汗多而就诊，病因乃久病损伤气血后，内有气虚不固，外有营卫失和，气虚腠理不固，阴阳失调故汗多。方取玉屏风散合柴胡桂枝汤加减以达益气固表、和解少阳、调和营卫之功。加用五味子、瘪桃干固涩敛汗；心烦眠差，合栀子豉汤清热除烦，加用合欢皮、夜交藤解郁安神，炒谷芽健脾开胃。服 7 剂后汗多改善。二诊时以十全大补汤加减，方中八珍汤益气养血，黄芪甘温益气，肉桂辛热温阳，加补而不腻、有清补之功的十大功劳叶，仙鹤草与大枣补虚强壮、滋补营血，川续断、菟丝子温补肾阳，知母、黄柏滋阴清热退骨蒸。全方气血阴阳俱补，以补气血为主，使气血渐复。该患者坚持门诊随诊，至今 4 年余，未发现癌细胞转移及复发。

（方菁整理）

整理者简介：方菁（1992—），2018 年 6 月毕业于浙江中医药大学，硕士研究生，现就职于淳安县中医院。跟师时间为 2018 年 9 月—2020 年 10 月。发表论文：中医药对胰腺纤维化相关信号通路的研究进展。

十五、辨治慢性疲劳综合征用药规律探讨

何师治疗慢性疲劳综合征以顾护脾胃、调整阴阳原则为指导，重视健脾和胃、平衡阴阳，善用药对，加减灵活，效果显著。临床将慢性疲劳综合征分为 4 个类型，即脾胃湿热型、肝郁脾虚型、气血亏虚型及肾精不足型，分别以三仁汤、柴胡疏肝散合平胃散、十全大补汤及二仙汤为基础方进行加减治疗，其中出现次数最多的前 9 味药为炙甘草、川芎、炒白芍、茯苓、当归、炒枳壳、陈皮、炒白术、炒谷芽。

1. 治疗慢性疲劳综合征常用的基础方剂

（1）三仁汤：苦杏仁、草豆蔻、炒薏苡仁、姜半夏、厚朴、佩兰、茯苓等，治疗慢性疲劳综合征属脾胃湿热者。

（2）平胃散合柴胡疏肝散：苍术、甘草、陈皮、厚朴、柴胡、干姜、炒枳壳等，治疗该病属肝郁脾虚者。

（3）十全大补汤：黄芪、党参、熟地黄、白芍、川芎、炒白术等，治疗该病属气血亏虚者。

（4）二仙汤：仙茅、淫羊藿、黄柏、知母、巴戟天等，

治疗该病属肾精不足者。

2. 治疗慢性疲劳综合征药物频次情况　150 张门诊处方，归纳中药共 134 味：出现频次最多者为炙甘草，达 92 次；出现频次最少者有 22 味，分别为水蛭、白鲜皮、决明子、制南星、麻黄、紫草、生晒参等药味，均出现 1 次；出现 50 次以上者共有 9 味；30~50 次者共 12 味；10~30 次者共 39 味；<10 次者共 74 味。具体见表 1。

表 1　慢性疲劳综合征药物频次分布表

频次	>50 次	30~50 次	10~30 次	<10 次
药物	炙甘草、川芎、茯苓、炒白术、当归、陈皮、炒白芍、炒枳壳、炒谷芽	合欢皮、黄芪、党参、熟地黄、肉桂、半夏、香附、功劳叶、干姜、郁金、桂枝、大枣	苍术、六神曲、炒竹茹、酸枣仁、柴胡、厚朴、狗脊、知母、夜交藤、黄连、山萸肉、仙茅、淫羊藿、菟丝子等	木香、远志、附子、桑寄生、葛根、炒麦芽、生地黄、黄精、甘杞子、牛膝、芡实、佛手、海螵蛸、泽泻、羌活等

3. 常用药对　在 150 张处方中，出现超过 5 次的药对共 9 对，具体的药味、功效、频数分布，见表 2。

表 2　治疗慢性疲劳综合征的常用药对频数分布

药对	功效	频数（次）/%
白芍、甘草	酸甘化阴，调和肝脾	71（44.38）
川芎、当归	行气开郁，养血活血	19（11.88）
白术、白芍	健脾养血，柔肝止痛	32（20）

续表

药对	功效	频数（次）/%
白术、茯苓	健脾和中，行气利水	50（32.25）
郁金、香附	疏肝解郁，行气止痛	37（23.12）
狗脊、续断	补益肝肾，强壮腰膝	13（8.13）
磁石、珍珠母	清心、镇静安神	15（9.37）
炒谷芽、炒麦芽	健脾和胃，疏肝助津	7（4.37）
合欢皮、夜交藤	解郁和血，宁心安神	21（13.13）

【结论】慢性疲劳综合征（CFS）有4种类型，即脾胃湿热型、肝郁脾虚型、气血亏虚型及肾精不足型。脾胃湿热型多见食欲不振，胃脘胀满，面色萎黄，神疲乏力，舌质红苔黄腻，脉滑，患者多为工作繁忙、应酬较多、烟酒不离手；三仁汤为基础加减，方中豆蔻仁、薏苡仁、苦杏仁合用，三焦分消走泻，加之竹叶、滑石类甘寒药物，增强三仁汤清热生津之功效。肝郁脾虚型多见食欲不振，善太息，胸胁胀闷，胃脘不舒，神疲乏力，面色萎黄，大便溏薄，舌质淡，脉弦细；以平胃散合柴胡疏肝散为主方。气血亏虚型多见神疲乏力、懒言，面色无华，心悸，纳差，舌质淡苔白脉细弱；取十全大补汤，重用黄芪、党参，配以当归、白术、熟地黄等健脾益气生血药物，以及有清补之功的十大功劳叶等治之。肾精不足型多见四肢乏力、腰酸腰痛、心悸怔忡，甚至遗精等症；辨证使用二至丸加减。另外，虚证患者病机往往虚实夹杂，治疗时应强调重视顾护脾胃，同时兼顾他脏，以此来调整人身体阴阳平衡。通过研究发现，白术、茯苓、甘草、白芍、陈皮等健脾益气药物，出现次数超过50次，因此可认为慢性疲劳综合征患者以脾胃气虚为主症。据统计，在150张处方中，有三味药的出现

超过 80 次，分别为甘草、白术、茯苓。甘草性平、味甘，功能补气益脾、调和诸药；白术性温、味甘苦，功能益气健脾、燥湿利水；茯苓性平，味甘、淡，功效健脾利湿、和胃安神。这三味药均归脾、胃经，相互配伍常治疗脾胃气虚、倦怠乏力等症，是为顾护脾胃之常用药。

慢性疲劳综合征总属中医学虚证范畴，故何师在治疗本病过程中，以"顾护脾胃、调整阴阳"思想贯穿始终，并视为第一原则。劳则气耗，过劳损伤阴阳，损伤脏腑，疲劳是本病出现其他症状的基础。中医学强调慢性疲劳综合征与肝、脾、肾三脏功能虚损有关。肝主筋，脾主肉，肾主骨，肢体的运动依赖于筋的收缩和弛张，肝血不足，筋失所养，自然就容易出现筋骨酸痛。脾失健运，便会产生肢体倦怠，肌肉痿软，面色萎黄。肾精不足，精气不得充养，故出现掉发、健忘、记忆力减退、思维不集中等。

临床上，用药贵精不贵多，并应注重药对配伍，如白芍配甘草、郁金配香附、狗脊配续断等。白芍配甘草，取芍药甘草汤之意，功能酸甘化阴、调和肝脾，有柔筋止痛之效，适用于阴血不足、筋脉失濡所致诸症。若有心悸怔忡、心神不宁、入睡困难、夜寐梦多之心阴不足者，何师常加磁石、珍珠母以清心、镇静安神。香附配郁金能疏肝解郁、活血理气，香附性味辛香，能通十二经，为调气解郁之要药，然其行气有余，活血之力不足，郁金之性味辛香能行气开郁以为助，合用则功效更为显著，适用于长期肝郁气滞者。白术配茯苓健脾利湿，既防止茯苓在利水时耗伤正气，又可增强健脾益气的作用，适用于脾肺气虚的患者。

综上所述，辨治慢性疲劳综合征应着重恢复肝、脾、肾三脏功能，遵循顾护脾胃、调整阴阳的原则。

（吴怡逸、王秋雁整理）

（本文节选自《新中医》，2020 年 52 卷第 18 期 190—192 页）

整理者简介：王秋雁（1969—）杭州市中医院重症医学科主任，主任医师。

附　录

一、获奖课题

1. 课题"慢性阻塞性肺疾病生存质量评估与中医临床疗效评价的研究"，2013 年获得浙江省中医药科学技术奖三等奖（编号：20130082）。

2. 课题"培土益髓开窍法对脑卒中吞咽功能障碍患者体内 P 物质影响的研究"，2013 年获得浙江省中医药科学技术奖三等奖（编号：20110040）。

3. 课题"中药复方对急性脑出血致神经元损伤保护的作用机理及时间窗的研究"，2005 年获得甘肃省科技奖励委员会科技进步奖三等奖（证书号：2005—3—007/1）。

4. 课题"健脾填精方干预轻度认知障碍的临床随机对照研究"，2009 年获浙江省中医药科技创新奖，二等奖（编号：200900019）。

5. 课题"健脾填精方对轻度认知功能障碍患者认知电位 P300 影响的研究"，2011 年获得浙江省中医药科学技术奖三等奖（编号：20110041）。

6. 课题"113 例针灸配合心理暗示疗法治疗癔病性失语"1995 获得年度甘肃省张掖市科技进步奖三等奖（编号：张属奖字第 95—2—01）。

7. 课题"针灸对慢性阻塞性肺病临床及血液流变学影响

的研究"，1999 年度获得甘肃省张掖市科技进步奖二等奖（编号：991801 号，发证单位：张掖地区行政公署）。

8. 课题"中草药抑制厌氧菌感染的临床及实验室研究"，2000 年获得甘肃省科技进步奖三等奖（证书号：2000—3—062/2，奖励单位：甘肃省科学技术奖励委员会）。

9. 课题"中草药预防小儿反复呼吸道感染不同中医辨证分型的临床及实验研究"（编号：张属奖字第 2001—03—01）。2001 年获得甘肃省张掖市科技进步奖三等奖。

10. 课题"健脾填精方干预轻度认知障碍向痴呆转化的系列研究及推广应用"2016 年获得杭州市科技进步奖三等奖。

二、主持完成课题

1. 从 β 类淀粉样蛋白等氧化损伤角度探讨健脾填精方对轻度认知障碍的作用机制（浙江省自然基金课题 Y2090846），2009—2013 年。

2. 健脾填精方对轻度认知功能障碍患者血同型半胱氨酸浓度的影响（浙江省中医药管理局课题 20112011ZA090），2011—2014 年。

3. 健脾补肾法从抗氧化途径治疗轻度认知功能（杭州市科技局课题 20110833B24），2011—2014 年。

4. 中药灯盏生脉胶囊干预缺血中风二级预防多中心、随机对照临床试验（国家自然基金重大项目 2006BI04A02—15，结题证书号：00025），分课题组负责人，2008—2011 年。

5. 益气活血法对脑缺血大鼠神经细胞再生时间窗的影响及机理研究（国家自然基金面上课题 30973747），2011—2014 年。

6. 健脾填精方干预轻度认知功能障碍的随机对照临床研究（浙江省中医药管理局课题 2004C137），2005—2008 年。

7. 甲状腺激素水平与轻度认知功能障碍、脾肾两虚证的相关性研究（杭州市卫计委，编号：2016A55），2016—2019年。

8. "113例针灸配合心理暗示疗法治疗癔病性失语"，1993年甘肃省张掖市科技局立项课题。

9. "中草药抑制厌氧菌感染的临床及实验室研究"，1998年甘肃省科技局立项课题。

10. "针灸对慢性阻塞性肺病临床及血液流变学影响的研究"，1999年度获得甘肃省张掖市科技局立项课题。

11. "中草药预防小儿反复呼吸道感染不同中医辨证分型的临床及实验研究"，1999年甘肃省张掖市科技局立项课题。

12. "中药复方对急性脑出血致神经元损伤保护的作用机理及时间窗的研究"，2003年甘肃省科技局立项课题。

13. 慢性阻塞性肺疾病生存质量评估与中医临床疗效评价的研究，浙江省中医药管理局课题（2011），2011—2014年。

14. 基于蛋白质组学和网络药理学对健脾填精方改善血管性认知功能障碍大鼠学习记忆能力的分子机制研究（杭州市科技局科技项目，编号20201203B194（2021—2024），起止时间2020年9月—2023年8月。

三、发表论文

1. 何迎春. 煎服罂粟壳致紫癜性肾炎. 中国中药学杂志，1993，18（7）：442-443.

2. 何迎春. 功能锻炼在肩周炎治疗中的重要性及锻炼方法. 甘肃张掖科技，1993，54（2）：32-33.

3. 何迎春. 针刺配合心理暗示疗法治疗癔病性失语临床疗效观察. 甘肃中医，1993，6（3）：44-45.

4. 何迎春．针刺配合心理暗示疗法治疗癔病性失语临床疗效观察．中国医学文摘 耳鼻喉分册，1994，9（1）：16.

5. 何迎春，冯永萍，刘秀梅．针刺背俞穴配合拔罐治疗慢性喘息性支气管炎及哮喘的临床疗效观察．甘肃中医，1997，10（3）：35-36.

6. 何迎春，刘秀梅．厌氧菌感染性阴道炎的中医辨证分型．国外医学，1997，12（6）561-564.

7. 何迎春，孙炳华，刘秀梅．针灸对慢性阻塞性肺病血流变影响的研究．针灸世界，1999，4（2）：41-44.

8. 何迎春．46 种中草药抑制厌氧菌的实验研究．中草药，1999，30（9）：689-690.

9. 何迎春，邱根全．八正合剂治疗泌尿系感染的临床疗效观察．现代中医，2000，13（2）：3-8.

10. 何迎春，邱根全．肠舒丸治疗习惯性便秘 30 例临床疗效观察．现代中医，2000，13（2）：9-11.

11. 何迎春．针刺背俞穴治疗脑血管意外 180 例．陕西中医，2000，21（2）：83-85.

12. 何迎春，刘秀梅．妇康净治疗阴道炎 590 例．陕西中医，2001，3（22）：333-334.

13. 何迎春，冯永萍．辨证治疗小儿反复呼吸道感染 160 例临床及实验研究．甘肃中医，2001，3（14）：82-83.

14. 何迎春，邱根全，孙喜才．味觉异常的中医辨治．现代中医，2002，1（15）：18-20.

15. 何迎春．天参健脑汤治疗急性脑梗死的临床疗效观察．中西医结合心脑血管病杂志，2003，4（1）：241-242.

16. 何迎春，邱根全．味觉异常患者血液中微量元素、无机离子水平变化及其中医脏腑辨证．中国中医药信息杂志，

2003，10（10）：15-16.

17. 何迎春，刘秀梅．针灸配合拔罐疗法改善慢性阻塞性肺病血流变影响的观察．中国微循环，2003，6（22）：231-232.

18. 何迎春，张如富，李瑾，等．健脾填精方治疗轻度认知障碍21例临床观察．新中医，2005，37（12）：42-43.

19. 何迎春．天麻钩藤饮治疗老年杂症临床经验举隅．实用中医内科杂志，2006，4（12）：18-19.

20. 何迎春，张如富．轻度认知功能障碍的中医辨证分型．辽宁中医杂志，2006，8（11）：402-403

21. 何迎春．老年汗证从实辨证临床浅议．辽宁中医学院学报，2006，8（1）：29-30.

22. 何迎春，张如富，李瑾，等．健脾填精方干预轻度认知障碍向痴呆转化的临床观察．中国中医药科技，2006，1（5）：187-189.

23. 何迎春．苁蓉通便口服液引起小便色黑临床分析．中成药，2007，29（2）：78.

24. 何迎春，董陆，张如富，等．健脾填精方干预轻度认知障碍向痴呆转化的临床观察．中华中医药学刊，2008，1（12）：187-189.

25. 何迎春．不同体制的中医辨证论治．中华中医药学刊，2008，26（6）：1156-1157.

26. 何迎春．孟鲁司特钠引起临床不良反应分析．中国临床药学杂志，2008，17（1）：54-55.

27. 何迎春，张如富．老人光剥舌与真菌感染的相关性研究．中国中医药科技，2010，17（6）：502-503.

28. 何迎春，杨聘，张如富．培土益髓颗粒治疗脑中风后吞咽障碍的临床疗效观察．辽宁中医，2010，37（5）：858-859.

29. 何迎春，陈海玲，张如富．培土生金法改善慢性阻塞性肺病患者生活质量的临床疗效观察．光明中医，2010，25（5）：776-777.

30. 何迎春．健脾填精方治疗轻度认知障碍的理论探讨．陕西中医学院学报，2010，33（3）：6-7.

31. 何迎春．镜面舌与真菌感染的相关性研究．甘肃中医，2010，23（2）：24-25.

32. 何迎春，陈海玲，张如富．补中益气汤改善慢阻肺患者生活质量的临床研究．中华中医药学刊，2010，32（2）：1120-1121.

33. 何迎春．真菌感染患者的舌诊变化规律探讨．江西中医药，2010，3（41）：62-63.

34. 何迎春，黄垚．何迎春应用三仁汤治疗妇科杂病临床举例．浙江中西医结合杂志，2011，21（8）：567-568.

35. 何迎春，张如富，杨聘．培土益髓颗粒治疗脑中风后吞咽患者体内 P 物质改变的研究．中华中医药学刊，2011，37（8）：858-859.

36. 何迎春，杨少山治疗老年脾胃病的临床用药经验．浙江中医杂志，2011，46（3）：162-163.

37. 何迎春，杨聘，张如富．健脾补肾法治疗脑中风后吞咽障碍的临床疗效观察．中华中医药学刊，2011，29（2）：353-354.

38. 何迎春．朱良春临床经验撷菁．上海中医药杂志，2011，45（1）：4-5.

39. 何迎春．朱良春治痰经验浅析．中医杂志，2012，53（21）：1812-1814.

40. 何迎春，李瑾．慢性阻塞性肺疾病生存质量评估与中医临床疗效评价的研究．中华中医药学刊，2012，30（11）：2446-2448.

41. 何迎春，苏蒙，汪小波等．从β淀粉样变等氧化损伤角度探讨健脾填精方治疗轻度认知障碍实验研究．中国中西医结合心脑血管病杂志，2013，11（6）：451-454.

42. 何迎春，李瑾，刘晓丹，等．从β淀粉样变等氧化损伤角度探讨健脾填精方干预轻度认知障碍的作用机理．中华中医药学刊，2013，31（6）：1317—1319

43. 何迎春．国医大师朱良春应用见痰休治痰理论经验．中华中医药杂志，2013，32（1）：121-125.

44. 姜祖超，何迎春．何迎春辨治老年泄泻慢性经验．浙江中医药大学学报，2014，38（9）：1073-1074.

45. 宋菲菲，何迎春．右归饮治疗过敏性鼻炎临床举例，2014，2（37）：54-55.

46. 吴怡逸，何迎春．何迎春教授应用增液汤加味治疗咳嗽临床举隅．甘肃中医学院学报，2015，1（32）：16-17.

47. 何迎春，汪小波，苏蒙．健脾填精方干预轻度认知功能障碍血清同型半胱氨酸水平影响的研究．中国中医药科技，2015，22（4）：369-370.

48. 安文静，何迎春．何迎春运用桃红四物汤加味治疗黄褐斑验案举隅．广西中医药大学学报，2015，3（18）：18-19.

49. 徐建祥，何迎春．何迎春辨治失眠经验．陕西中医药大学学报，2016，3（39）：30-31.

50. 李伟光，何迎春．何迎春升阳散火汤临床应用举隅．江西中医药大学学报，2017，2（29）：30-31.

51. 薄理实，何迎春．何迎春应用五苓散合五皮饮临证验案举隅．浙江中医，2017，2（52）：120-121.

52. 钟航，何迎春．何迎春辨治耳鸣经验总结．浙江中医药大学学报，2017，41（10）：822-825.

53. 孙绿俊，何迎春．何迎春运用序贯疗法辨治慢性疲劳综合征经验介绍．新中医，2017，2（49）：197-199.

54. 惠扬，何迎春．何迎春从郁辨治焦虑症经验介绍．新中医，2018，50（12）：277-278.

55. 何迎春，宋菲菲，苏蒙．血甲状腺激素水平与轻度认知功能障碍脾肾两虚相关性研究．浙江中西医结合杂志，2019，29（2）：117-119.

56. 楼珊珊，何迎春．何迎春辨治过敏性鼻炎验案举隅．浙江中医药大学学报，2019，43（1）：68-70.

57. 陈晓晓，俞峰，何迎春．何迎春教授辨治六郁经验．浙江中医药大学学报，2019，43（3）：253-257.

58. 朱微珍，何迎春．何迎春应用柴胡加龙骨牡蛎汤治疗疑难杂症临症举隅．中国乡村医药，2020，17（27）：23-24.

59. 李瑾，何迎春，惠扬，等．缩泉加味汤治疗肾虚髓消型阿尔茨海默病合并尿失禁患者的临床观察．浙江中西医结合杂志，2020，2（30）：148-150.

60. 苏蒙，何迎春．师从朱良春运用虫类药治疗咳喘病的体会．浙江中医杂志，2020，55（10）：773-774.

61. 吴怡逸，王秋燕，何迎春．何迎春辨治慢性疲劳综合征用药规律探讨．新中医，2020，52（18）：190-192.

62. 赵玲玉，何迎春．国医大师朱良春"治未病"思想在痹病临床的应用探析．浙江中医药大学学报，2021，45（1）：23-27.

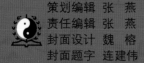

策划编辑 张　燕
责任编辑 张　燕
封面设计 魏　榕
封面题字 连建伟

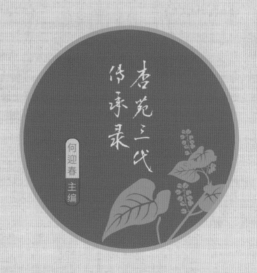

杏苑三代传承录

何迎春 主编

读中医药书，走健康之路

扫一扫 关注中国中医药出版社系列微信

中医出版
（zhongyichuban）

悦读中医
（ydzhongyi）

袋鼠医学
（daishuyixue）

ISBN 978-7-5132-7004-5

9 787513 270045

定价：39.00元